脳卒中リハビリテーション看護認定看護師
原田 高志 著

看護師1年目から
身につけたい

一生を支える大切なスキル

新人看護師のための目からウロコの43の気づき

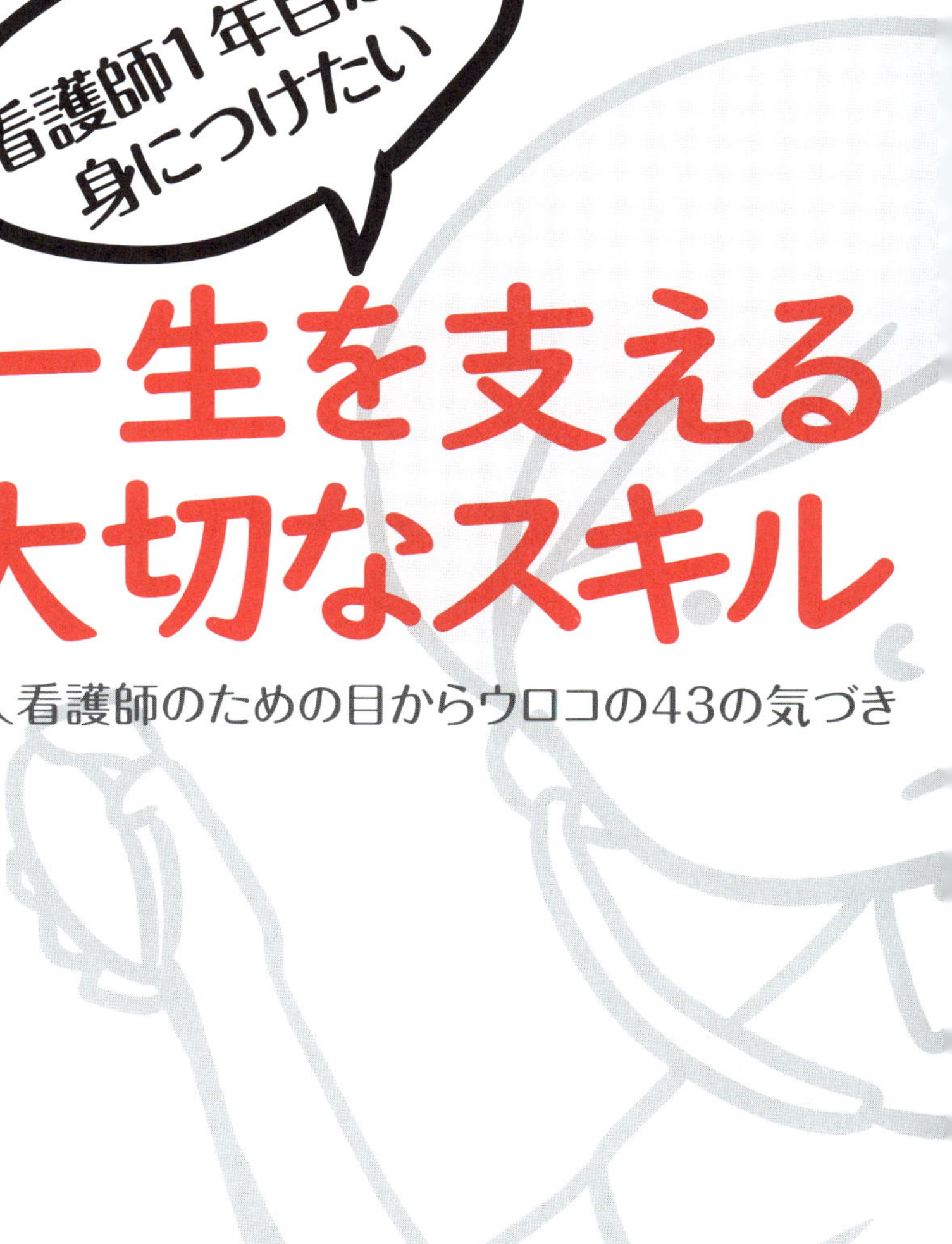

秀和システム

新しいことに挑戦しているとき、たくさんの悩みが生まれます。
乗り越えられだろうか、成長できるだろうかと不安にもなるでしょう。
私もそうでした。
でも、悩みというのは、それ自体が成長している証拠(あかし)なのです。
どんなときも諦めないでください。必ず成長できます。
悩みに揉まれ、もがきながらでもいいのです。
一歩また一歩、前に進んでいってください。

はじめに

素敵な看護師になって、患者さんの役に立ちたいです

期待に胸膨らませ看護の世界に入ったあなたの職場はいまどんな感じですか。充実した仕事、優しい先輩、喜んでくれる患者さん、そんな職場でしょうか。

私は、医療療養病棟から始まり、特殊疾患療養病棟、緩和ケア病棟、脳卒中センター、そして救命救急病棟と、いくつかの現場で働いてきました。そして、看護の現場で働いていると、〝新人看護師は本当に大変だ〟と感じます。すべての世代の看護師の中で、最も大変なのは、きっと看護師一年目だろうという印象と共に、そんな現場、特に看護師が一年目を生き抜くためには、正しい考え方と効果的なスキルが大切だと強く感じてます。

もちろん私にも新人看護師の頃がありました。
業務中に毎日三、四回は注意をされましたし、内服のインシデントを三日連続で起こしてしまい、

内服準備をさせてもらえなかったり、また、夜勤導入も遅れ、仕事が回らず、先輩たちにほとんどフォローしてもらう毎日でした。

そのときは何を勉強したらいいのかわからず、できるようになる方法を自分なりに模索していました。

そんな私もいまでは認定看護師となり、看護師歴は一九年です。

失敗もたくさんありましたが、そんな中で身に付けた視点や成長につながる考え方を、昔の自分のように悩んでいるあなたへ伝えてみたいと思うようになりました。

この本は、新人看護師のための効果的な学習法、看護業務の攻略法、患者さんへの接し方など、知っていると明日から使える事柄をまとめています。

あなたが〝いま悩んでいることに関係ある〟と感じる項目から読み始めても大丈夫です。本書が、あなたの環境を変えていける手助けとなれば嬉しいです。

この一年目をうまく踏む出すことができれば、きっとあなたらしい看護の道は開けていきます。看護師として輝くあなたの姿は、きっと未来に見えています。

看護師1年目から身につけたい 一生を支える大切なスキル
新人看護師のための目からウロコの43の気づき

目次

第2章 テクニックで看護業務を攻略しよう

第3章 患者さんの接し方を論理的に理解しよう

第4章 学校では教えてくれない看護の正体を知ろう

第5章 先輩看護師の気持ちをわしづかみにしよう

第6章 看護の質を圧倒的に高めよう

第1章

看護知識を一気に数倍に押し上げよう

1

短時間でもできる勉強法ってありますか

キーワード

ネット検索最強説。複数を比較すれば情報の質は変わる

「毎日残業があり、家に帰っても疲れて勉強ができません…」

看護師一年目は、慣れない仕事に追われて、まとまった勉強の時間はなかなか取れません。
実際に、新人が家に帰ってどんな勉強をしているのか聞いてみると、ＩＣＵレベルの病態生理や抗生剤の使い分け、心電図の読み方、などの専門書を読んでいるといった返事でした。
どうやら先輩看護師に勧められたそうです。

私はきっぱり〝それはいま読むべき本じゃない〟と言いました。

もちろん、深い専門知識を学ぶことは素晴らしいことだと思います。しかし、新人看護師がそこまで専門的な本を読んだところで、理解はできません。

私自身、一九年の看護師人生の中で多くの専門書を読み、有料のセミナーなどにも参加してきました。

しかし、心電図は未だに自信を持って読めないし、血ガスのアセスメントも微妙です。抗生剤の使い分けなんて主要なものしかわかりません。

では、新人看護師が習得するべき知識は、何なのでしょう。

それは「広く浅い知識」です。

そして、それをテンポよく身に付けていくのがポイントです。

あなたの職場でよく関わる疾患や治療、検査には何があるでしょうか。

脳卒中、肺炎、膵炎、肝硬変、腎不全、心不全、脱水、尿路感染などでしょうか。

あなたが、その日担当した患者さんの病態、症状、治療、検査を、ネット検索でいいので、その都度、調べていけばいいのです。

多くの基礎知識を必要とする看護師一年目の時期に、ガイドラインや文献、深い専門書を読んでいては、時間が足りません。まして、疲れている脳にはまったく内容が入ってきません。文献やエビデンスについては、看護学生の実習や看護師二、三年目以降で追究していきましょう。看護が尊いと言っても、その内訳は知識とスキルの束の量です。情報を理解し、活用するためには、まずは〝質を捨てて量を取る〟そういう時期も必要です。

また看護師国家試験の勉強と同じで、座学で専門書を読んだくらいでは、経験のない新人看護師には上手く活用できません。新人看護師の勉強法は、座学からではなく、〝臨床の経験から調べる〟という逆の順番を取る必要があります。

なぜ、ＭＲＩにはふつうの車椅子で搬送してはいけないのだろう。
なぜ、感染症もないのにＣＲＰが高くなっているのだろう。
なぜ、心不全になると喘鳴が出るのだろう。

という感じです。

残念ですが、何も考えずに仕事をすると、何も気づきません。

〝すべてのことには理由がある〟

そう心に決めて、何かを体験するごとに、「なぜ？」と自分自身に問いかけてみてください。

ちなみに、ネット検索の方法は、「ＭＲＩ　注意点」や「ＭＲＩ　車椅子」、「ＣＲＰ　高い　原因」「心不全　喘鳴　病態」など、スペースを空けながら二～三の単語で、ほしい情報を探します。

ヒットした上位二、三個のサイトやブログを見ていけば、必要な情報は五～一〇分程度で手に入ります。

もしかしてあなたは、〝ネットの情報はダメ〟と、看護学校の教員に言われませんでしたか？

あなたも本当にそう思いますか？

いまの時代、ネットで調べられない情報はないといわれています。

大切なのは、質の良い一つの情報を探し出すことではなく、質が低くても、複数の多くの情報を比較することです。

世間で正しいといわれている情報を盲信するより、複数の情報を比較する方が、情報の質や精度が圧倒的に高まり、調べる力や比較する力も身に付きます。

看護師一年目は時間が足りません。専門書は余った時間で読むようにして、ネット検索を日々の学習の軸に据えてみてください。臨床は症例の宝庫です。一日一日の大切な隙間時間を活用していきましょう。

2 教わったことがどうすれば本番でもできますか

キーワード

イメトレの力で一気に結果を出す

先輩看護師から悩みを聞くと〝教えたのに新人はなかなか本番でできるようにならない〟という声がよく聞こえてきます。

あなたも一生懸命やっているのに、〝できないことが歯がゆい〟〝時間を取ってくれる先輩に申し訳ない〟と思っているかもしれません。

では、どうすれば教わったことを身に付けることができるのでしょうか。

まず一つ目のコツは、〝手順を細かく分ける〟ことです。

例えば、腰椎穿刺の介助と、手術や検査出しの場合は、だいたい次の図のような流れになると思

＜腰椎穿刺の介助＞

①必要物品の準備

②実施前の患者さんや環境の調整

③消毒から穴あきシーツを当てるまでの介助

④手技の介助

⑤処置後の患者さんや環境を元に戻す

⑥片付け

⑦必要な記録

＜手術や検査出し＞

①当日までの準備

②必要物品の準備

③当日手術前までの準備

④手術出しの手順

⑤手術中の準備

⑥手術後受け入れの手順

⑦手術後の管理

います。

ここで大切なことは、資料を全部一気に覚えるのではなく、それぞれのカテゴリーごとに区切って覚えることです。細かく区切って考えれば、覚えやすいし、各処置の共通点も見えてきます。途中から介助に入った場合でも、いまはどの段階だなとわかりやすいでしょう。

〝細かく区切ってから覚える〟この考え方は、どの手順でも活用できます。

もう一つ大切なコツは、どこまで覚えるかということです。

根拠まで書き込んである看護手順があれば、読めば読むほど知識は増えていきます。

しかし、新人看護師が頑張って資料を読んだとしても、また先輩が丁寧に繰り返し説明してくれたとしても、なかなか覚えることはできません。

経験したことのない処置や介助を、実践レベルに変換するためには、まずは「資料を見ないで暗唱する」という工程が必要です。具体的には、

一人でブツブツ暗唱する
同期と二人で質問と暗唱をし合う

そんな感じでいいと思います。

まず資料を繰り返し読んだあとに先輩看護師を設定して、自分自身にこう問いかけます。

「いまから腰椎穿刺の必要物品を教えてください」
「先生が来ました。介助の流れを最初から言ってみてください」
「腰椎穿刺で髄液の糖が下がっている理由はなんですか」

などと本番で試される前に、イメージトレーニングをして〝自分を試す〟のです。

私たちの若いころは、一度説明を受けたことは、次の本番で出来るようにすることが、当然のことでした。そのため、経験の少ない新人が、できるまでに必要な回数を体験する方法は、イメトレしかないのです。

暗唱と聞いて、難しいなぁ…。と思いますか。

最初は〝自信がないなぁ…〟と思っていても、資料を見ずに暗唱できるレベルまで、ぜひイメトレに挑戦してみてください。

すると本番でも、ある程度の介助や根拠も答えることができるようになり、先輩からも褒められるようになります。

そんな新人看護師を私は何度も目にしてきました。

資料を読み覚える座学と、本番との間には、本当に大きな溝があります。

厳しいようですが、〝何回か本番を経験しながら少しずつできるようになればいい〟という低い基準値では、いつまで経ってもできるようにはなりません。

あなたのためにも、先輩や職場のためにも、そして何よりも患者さんのために、暗唱できるレベルまでのイメトレに挑戦してみてください。

3 失敗はどうしたら怖くなくなりますか

キーワード

成功の反対は失敗？　いや、成長だ

先輩看護師から〝誰かやってみる？〟と問いかけられて、新人同士で顔を見合わせて、他の人が手を上げるのを待っている場面をよく見かけます。

あなたは失敗をするのが怖いですか。

看護という仕事は、弱っている患者さんの治療や侵襲のある処置に関わるため、失敗は患者さんの命に影響を及ぼす可能性があります。そう考えると失敗が怖くて当然です。しかし、人は失敗すればするほど、そしてそこから学べば学ぶほど成長するものです。

有名な話として、ひとつご紹介します。

エジソンは実験を繰り返しても、なかなか電球のフィラメントが上手く作れません。

でも、失敗しても落ち込んだりしなかったそうです。逆に〝上手くいかない方法をまた一つ見つけることができた〟と捉えていたといいます。


看護の世界も同じです。

注射針が上手く血管に入らなかった…

患者さんのトイレ介助で配慮が足りなかった…

終末期の患者さんに言葉をかけられなかった…


いろいろな場面で、上手くいかないことがあります。でもそれは、エジソンと同じで、行動した証拠です。あなたが真剣に挑戦した証拠なのです。


私自身、いままで数え切れないほどの失敗をしてきました。

しかし、そのたびに心の中で〝ごめんなさい。次こそはできるようになるから〟と、決意して工夫を続けてきました。

新人看護師は、最初から成功しようと思わなくていいのです。失敗を恐れて消極的になるより、〝八〇％の力〟でまずやってみることを心がけてみてください。


あともう一つ大切な視点として、出た結果を〝ありのままに解釈〟するということです。

例えば、事前学習も頑張ってきたのに、本番の血液培養の介助が上手くいかなかったとします。

多くの人が陥ってしまう解釈は、

「だから自分はダメなのだ」

「才能がない」

「看護師に向いてない」


と結果をマイナスに捉えてしまいます。

でも、あなたはこう解釈を変更するのです。

「この準備の量では足りなかったのだ」
「今回は物品の配置は、やり難かった」
「瓶に入れるのに戸惑ったけど次はできるようにしよう」

違いがわかりますよね。
前者は後ろ向きで、過去にフォーカスしています。
後者は前向きで、未来にフォーカスしています。

もう一度確認しますが、成功する要素は、〝失敗を恐れずに行動する〟〝ありのままの解釈をする〟の二つです。
新人看護師として頑張っているあなたに、勇気の出る私の好きな言葉をお贈りします。

「成功の反対は失敗？　いや、成長だ」

あなたの成長を信じています。

4 専門書を読んでも眠くならない方法はありますか

キーワード

情報は読み捨てるテンポが大切

しっかり勉強しようと思い、専門書を買っても、数ページ読んだだけで本棚の飾りになっていること、よくありますよね。「専門書を読むと眠たくなります」、そう感じる方も多いと思います。私もまったく同じです。

看護学生のころは、勉強だけに集中できる環境がありました。

しかし、新人看護師となったあなたは、仕事に追われ、毎日一、二時間の残業もあり、心身共に疲れ果てていると思います。家に帰って勉強しようとなかなか思えません。でも看護師として身に付けるべき知識は山ほどある…。

そこで、いかにテンポよく勉強するかがカギになります。

実は真面目な人ほど、専門書を一ページ目から読もうとして挫折しているようです。
そんなあなたにおすすめの勉強法は、目次を見て「興味のある内容だけ」を読んでいく方法です。

ブログやサイトはもちろん、専門書や看護雑誌ですら、基本的には調べることに使う「知識として読み捨てる情報の一冊」に過ぎません。(もちろん書いてくださった方への感謝は大切です)

大切なことは、
好きなことから勉強する
興味のあることから勉強する
必要なことから勉強する
好きこそものの上手なれです。好きなこと、興味があることが最も効率的なのです。
面倒なことを行う場合、最初の一歩が最も難しいといわれます。だからこそ、一歩目のハードルを下げる工夫が必要です。

『マンガでわかる〇〇』『はじめての〇〇』のような本は、看護学生や新人看護師には有り難いものです。これにネット検索も並行して行えば、広く浅いかもしれませんが、テンポよく知識が身に付きます。

そのとき得られる情報が一〇〇点でなくても、八〇点、七〇点でも大丈夫です。複数の情報を繰り返し読むことで、臨床の経験と折り重なり、圧倒的な速度で知識が構築されていきます。

そして、視点は変わりますが、もう一つ大切な勉強法があります。

それは、〝ずっと持ち歩く一冊〟を見つけることです。

知識として読み捨てる本とは反対に、一冊を何回も繰り返し味わって読むということです。

私の場合、

『病院で死ぬということ』（山崎章郎著）

『看護の原点を求めて―よりよい看護への道』(薄井坦子著)

を読み返すことが多いです。

『夜と霧』(ヴィクトール・E・フランクル著)

という方もいますし、ベテランの看護師なら、きっとその人らしい一冊があることでしょう。

本書は新人看護師向けですが、ときどき読み返して、あなたにとっての〝原点に戻るための一冊〟となってくれると嬉しく思います。

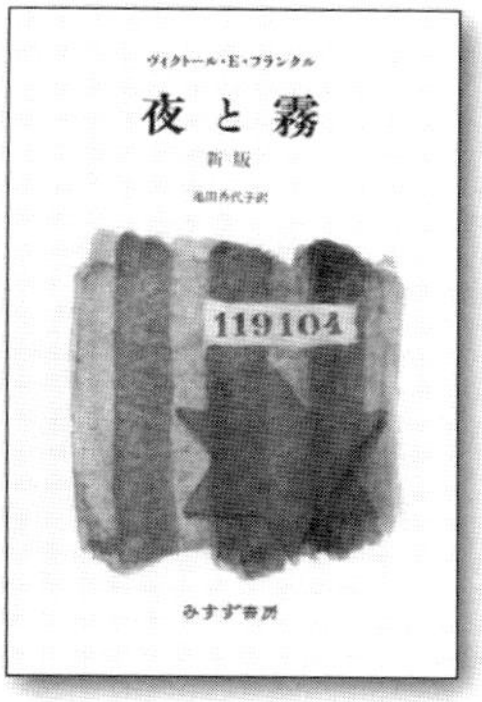

5

看護知識は誰から学べばいいですか

キーワード

リスペクトすることで成長が加速する

「この前も教えたでしょ」

「なんでできるようにならないの?」

新人看護師が先輩看護師から強い口調で注意されている姿を見ると、本当に胸が痛みます。一生懸命頑張っているのに、なかなか上手くいかなくて苦しいだろうなと思います。

あなたに限らず、新しいことを始めるときは、思うように結果が出ないことの方が多いものです。ここでは少しでも早く結果が出すために外せないポイントを二つだけお伝えします。

結果を出し続けている人から学ぶ
その人に言われたとおりに実践する

この２つです。

なぜ、なかなか結果が出ないのか？
それは、「自分で考えなさい」と教育をされてきたからです。自分で結果の出る方法を探すことに、多くの時間と労力を使ってしまうからなのです。

世の中には、結果を出す方法が、書籍や動画などでたくさん紹介されています。また看護師歴の豊富な先輩であれば、失敗の経験はもちろん、結果を出す方法もたくさん知っています。

つまり、あなたが成長しようと思えば、まずは尊敬する先輩を見つけることが圧倒的な近道になるのです。そして、仕事のやり方も真似る。何か困ったことがあれば相談する。困ったことがなくても、会うたびに何か教えてもらうのです。

聴診器も文房具も同じものを使ってみるなど、形や見た目から入ってもよいでしょう。不思議なもので尊敬する先輩に似てくると、あなたの看護の質も上がってきます。

職場にそんな先輩がいないなら、いまの時代であれば、SNSで日本中の先輩看護師や他職種の人とつながることができます。大切なのは自分からグイグイつながっていくことです。

あなたは、真似をすると自分らしさがなくなると思いますか。

そんなことはありません。個性というのはそんなに弱いものではありません。

先輩にだいぶ近づくことができてから、少しずつ自分の色、自分らしさを発揮していけばいいのです。

尊敬する先輩は一人に限りません。職場に認定看護師や専門看護師がいれば、それぞれの専門性を教わります。他にも、

仕事の速さナンバーワンの先輩

患者さんへの接し方ナンバーワンの先輩

レポートのことならこの先輩

という感じで、それぞれの分野で見つけるのがお勧めです。

業務のことや辛い気持ちなら二、三年目の先輩
看護のことや行き詰ったときはベテランの先輩

というふうに分けてもよいでしょう。

職場によっては、あなたのプリセプターやエルダーもいるかもしれません。しかし、ここでいっている尊敬する先輩というのはまったくの別モノです。直接の担当の先輩は大切にしつつも、心の中の尊敬する先輩にもどんどんつながっていくのです。

あなたにとっても尊敬する人から教わることができ、その先輩にもすごく可愛がられ、しかも最も結果が出る。

そんな最高の環境をつくるこうした方法をぜひ試してみてください。

6

努力の結果を出すにはどうしたらいいですか

キーワード

相手を間違えなければ徒弟制が最高

先の項目で、〝結果を出し続けている人から学ぶ〟ということをお伝えしました。
今回は、二つ目の〝その人に言われたとおりに実践する〟について説明します。

ベテランの先輩は、そこに至るまでの失敗や成功の経験から。多くの努力の方法や考え方を指導してくれます。

尊敬する先輩が言ってくれることに、

「はい。やってみます。」

「やってみましたが、このような結果でした。何が違うのでしょうか」

と師弟のようにぶつかっていくと、本当に多くのことを学ぶことができます。

ただ残念なことに、多くの人は、

「先輩だからできたのだと思います」

「そこまでの時間は取れません」

など、自分なりの解釈をしてしまい、指導のとおりに実践しません。

「でも」「だって」は、できないことを前提に〝過去にフォーカス〟した言葉です。

それに比べ、「やってみます」というのは、できるようになることを前提とした〝未来にフォーカス〟した言葉です。視点を変えることで見えてくるものが変わります。

もちろん、あなたにもいろいろな事情があるでしょう。

そうであるなら、逆に自分の中だけで解釈せず、その状況や事情も含めて先輩に相談し、アドバイスを受け、実践に近づけられる道を探せばいいのです。

この方法の最も素晴らしい点は、ただ教えてもらえるというだけでなく、実践中に発生する「難しい」「わからない」「できない」「困った」などの問題を、相談しながらリアルタイムに乗り越えていくことができる点です。

本気でぶつかって来る後輩はすごい勢いで成長していきます。素直だし、担当じゃなくなっても何度も相談に来てくれたりして、先輩としてもすごく嬉しいし、この人は成長の軌道に乗ったなと頼もしくさえ思います。

看護に限らず、師弟というのは本当に素敵な状態です。仕事、プライベートに限らず、あなたの師匠となる人を持つことをお勧めします。

7 自分の成長を確かめたいです

キーワード

見える化の力であなたは成長を体感する

新人看護師になって三～九か月。この頃の新人看護師は、検温や検査出し、清潔援助、入退院の手続き、膀胱留置カテーテル挿入、注射など、確実にできることは増えているはずなのに、逆に先輩看護師からの要求も高くなり、自分はできてないと強く感じてしまいます。

「自分に自信がありません」
「できるようになった気がしません」

そんな声が聞こえてきます。

しかも先輩看護師からは「できてない」「この前教えたでしょ」と言われ続け、自信をなくしてしまいます。

人は数か月、数年かけて少しずつ成長していきます。そのため、変化に気づきにくいものです。では、どうやって自分の成長している証を認識すればいいのでしょうか。

大切なことは「見える化」の仕組みを作ることです。

まず、日ごろからＡ４の白紙に「まだできていないこと」を箇条書きにしてください。

腰椎穿刺介助、摘便、採血など、項目は細かいほどよいと思います。

そして、できるようになったことを、毎週、横線で消してチェックしていきます。消す基準はなんとなくで大丈夫です。誰に提出するものでもないし、歩みを進めてきた自分自身の成長が実感できればいいのです。

これをどんどん繰り返せば、最初の半年間でＡ４用紙が数枚ぶん溜まることでしょう。

一応この用紙をダウンロードできるようにしておきます。

Past and Future

自分の成長を確かめるシート

「できないこと」を細かく書いて、
「できるように」なったら横線を引いて消してください。（提出不要）

No ______

氏名 ______

例...
~~腰椎穿刺介助~~
摘便
~~採血~~

毎週できるようになったら消しておこう。

※　この小さな歩みが、あなたの成長の道になります。いっぱい貯まるといいですね。

https://drive.google.com/open?id=1cALA6RJJo4eSPMAq8uy5ihXeMzjjn4NU

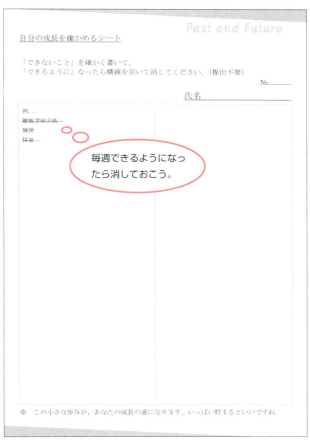

このチェックした紙は、読み返すことで自信を取り戻す効果もあります。自分自身でフィードバックして自身の成長を確かめるのです。

思い出してみてください。あなたはいままで多くの〝不可能を可能〟にしてきました。赤ちゃんの頃、寝返りを打つことも、座ることも、立つこともできなかった。もちろん、言葉も話せず理解もできなかった。

そんなあなたがいま、それらを自由に行っている。不可能を可能にしてきたのは、まぎれもなくあなたです。看護師の仕事も、できるようになるはずです。

「だいぶできることが増えてきて、少し自信が持てるようになってきました」

「少しずつですが、落ち着いて患者さんの対応ができるようになりました」

看護師一年目が終わる頃には、きっとそんな言葉をあなたは口にしているでしょう。

いまからでも遅くありません。A４の紙に〝まだできないこと〟を書き出し、できるたびに横線で消していってください。自分の成長をぜひ確かめてみてください。本当に大きな財産になります。

8 入職までにしておくことがありますか

キーワード

最も活用する看護技術からまず押さえよう

国家試験も終わり、あとは合格発表を待ち、そして入社日を待つばかりとなった頃、あなたには一か月半くらいの期間があると思います。

そういった入職前の方から「看護師国家試験も終わりました。入職までに何かできることはないですか」という質問をよく受けます。

事前準備をして入社当日を向かえる。素晴らしい心構えだと思います。

看護師一年目は大変な闘いになるからこそ、早めに準備しておきたい、国試の勉強で知識は押さえたから、次は心電図や治療処置などの勉強をしておこう、と考えたりするでしょう。

しかし、先の項目でも書きましたが、学校で行うような座学の知識を、臨床での活用に置き換える作業は簡単にはいきません。頑張って専門書を読んでも、経験のない世界の勉強はイメージすら湧かないかもしれません。

ここで私からのおすすめの方法を一つ紹介します。

「看護roo!」というサイトの「動画でわかる。看護技術」を繰り返し視聴することです。

入職してどの病棟に配属されても、看護技術は確実に使います。

手技を覚えたり、実施したりすることに時間を多く取られると、他の勉強や体験の機会を失ってしまいます。学習は、より〝重要で使用頻度の高いもの〟から押さえる。看護師国家試験の勉強法と同じですよね。

ただし、一度や二度視聴するだけでは、ほとんど意味はありません。

仕事で使えるレベルにするためには、インプットとアウトプットの方法にコツがあります。

インプットのコツは、

手を動かし声に出しながら手順をエアで完コピする
表示されるポイントをメモする

アウトプットのコツは、

動画を見ずに繰り返し暗唱する
ポイントを先輩看護師風に自分に問いかけて答える

一人でできるようになるには、一定数以上の反復練習が必要です。
仕事が始まる前の時間を有効に使い、反復の回数を稼いでおきましょう。

column

LINEで アセスメント力を鍛える

臨床に出た新人看護師が最も困るのが、アセスメントだと思います。情報収集にも時間がかかり、病名がわかっても症状、検査、治療、ラボデータなど頭に浮かんできません。

先輩看護師からも「何も考えてない」「気付きがない」「理解が出来てない」などと指摘を受け、辛辣な言葉で評価されてしまいます。そして、専門書を何度読んでも知識と臨床がつながりません。

理由は簡単です。専門書を読む作業はインプットの作業ですが、臨床で患者さんに活用するのはアウトプットの作業だからです。

臨床力を上げるには、インプットとアウトプットを繰り返す、仕組み作りが必要です。

ひとつ、方法をご紹介します。

同期でLINEグループを作ります。病名から始め関連すると思う単語を、LINEグループのメンバー同士で出し合います。

例えば、誰かが「左被殻出血」とトークで投げかければ、次々にメンバーが、症状や治療、指示、検査、ラボデータなどをどんどんトークに投げ込みます。

症状は右麻痺、口角下垂、構音障害、失語症、頭痛、嘔気

治療は降圧剤、胃薬、止血剤、制吐剤を投与
指示は収縮期血圧140mmHg以下、ベッド挙上15~30度

そんな感じで、ポンポンと関連情報が出てくればいいのです。本を見ても大丈夫です。

完全に正解でなくていいので、気軽に大量に試してみてください。

この作業をいろいろな疾患で繰り返せば、看護学校の先生から、耳にタコができるほどいわれたアセスメント力を、ゲーム感覚で身に付けることが出来ます。アセスメントといっても、病名や病態とのつながりや発生頻度の高い症状・検査・治療を確率的に選んでいるだけです。

そうやって、仲の良い同期メンバーと楽しみながら行うことで、勉強が苦ではなくなります。しかも、LINEという方法なら、時間帯が合わなくても、履歴をあとから読むだけでも勉強になります。

せっかくなので、やり方も載せておきます。

https://drive.google.com/open?id=15K7z8k3ej7_0tAMn5eGPZgI2I2Z0nrM7

看護 LINE アセスメント　取扱説明書

楽しくゲーム感覚で看護アセスメントを身に付ける方法です。

病名を聞いた瞬間、問題点～看護介入への一連の流れを明確にイメージできるようになります。

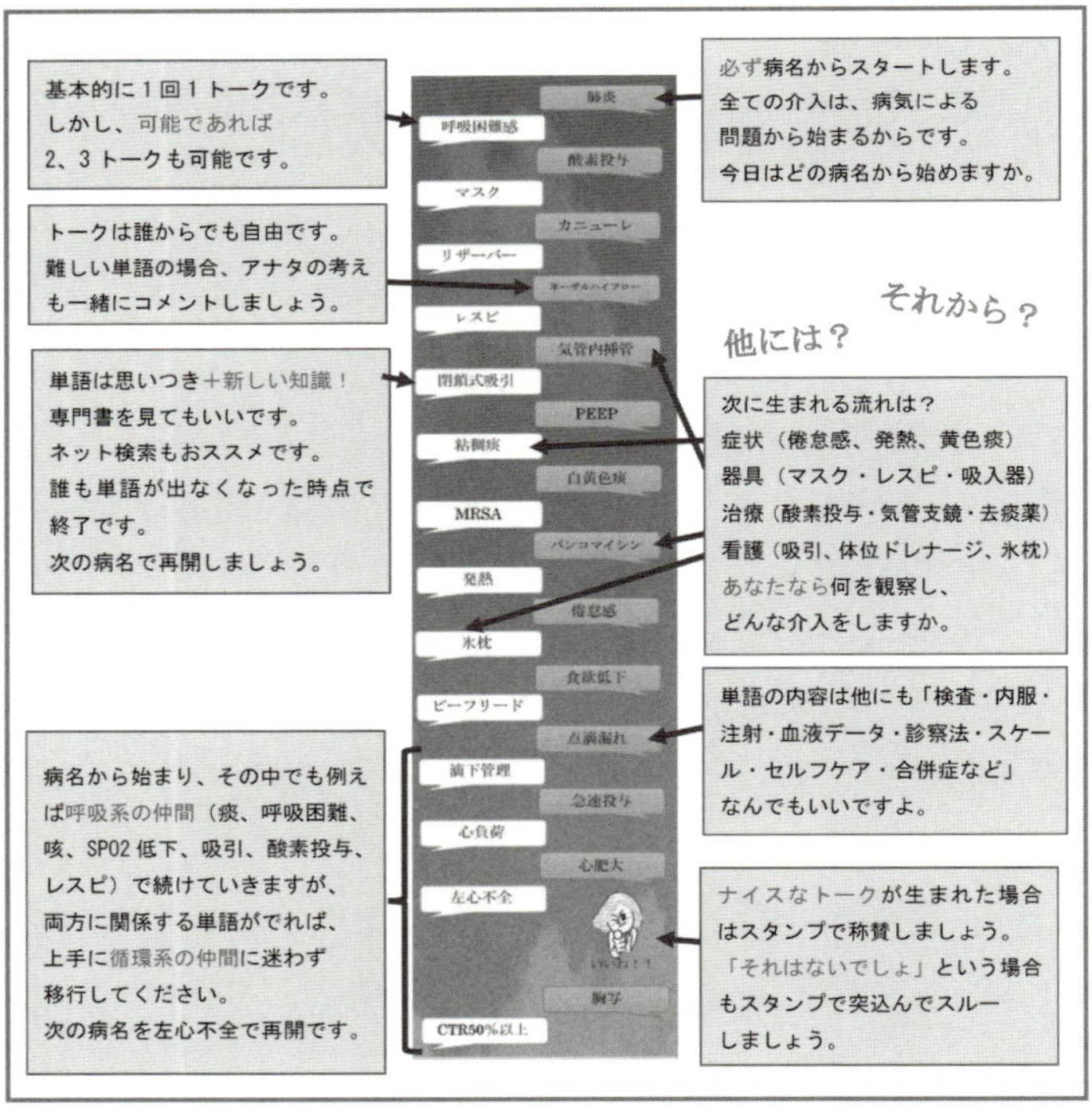

※　タイプの違う新人同士、先輩や他科のスタッフと一緒にするとより効果的です

※　経験年数 1～3 年目で、ベテラン看護師並みのアセスメント力を身に付けてもいいですよ。

第 2 章

テクニックで看護業務を攻略しよう

9 情報収集はどこまですればいいですか

キーワード
情報収集は問題点を見つけるまで行う

ベテラン看護師でも大変な情報収集は、新人看護師にとって闘いの時間です。
では、どこまで情報収集すれば、看護はできるのでしょうか。

一つ例を挙げてみましょう。

病名は肺炎
一〇時に抗生剤がある
ご家族に持参薬を返す

胸写の検査がある
昨日の食事量や排便の有無を確認する

こんな感じでしょうか。


これも大切な情報ですが、これは「業務レベルの情報収集」です。

自分がルーチンとして何をすべきかを知るための情報で、ここまで最低限把握しておけばインシデントを起こすことなく業務を行うことはできます。

しかし、この情報収集ではそれ以上の看護は行えません。

あなたが捉えるべき要点は、〝この患者さんに起こっている問題はこれだ〟〝今日はここまで改善できたらいいな〟という問題解決の視点です。

具体的には、

離床すると血圧が下がる　➡　少しずつベッド挙上してみようか

右手の麻痺で自力摂取できない　➡　利き手交換を試してみようか
痛みで眠れていない　➡　どうにか疼痛緩和できないだろうか

という感じです。

カルテを見てもすぐに問題点が思いつかないときは、先に患者さんの所に足を運ぶのも効果的です。

ベッドサイドでの情報収集です。

トロミ剤が床頭台に置いてあれば、食形態やトロミの量は適切だろうか、膀胱留置カテーテルが入っていれば、抜去できないだろうか、経管栄養の患者さんが両手ミトンを装着していれば、少しでも外せないだろうか、そんなふうに問題点に気づけるようになります。

もし気づきにくい場合には、コツがあります。

それは、〝健康な人との違いは？〟と問いかけてみることです。

健康な人は、トロミ剤は使わない
健康な人は、トイレで排尿をする
健康な人は、ミトンを着けずに経口でご飯を食べている

イメージがつきますよね。

看護は〝患者さんの健康上の問題解決〟ですから、健康な人と比べていけば、問題点は自然と見つけられるようになります。

先にベッドサイドに行く習慣は、アセスメントの訓練になるし、実際の患者さんの姿や環境を見てから、電子カルテの情報を取った方がイメージし易いと思います。

また、情報収集の順番にもコツがあります。

①原因である病名からスタートする
②医師の記事で病態生理と治療方針を読む
③画像やラボデータ、体温表、治療や検査を見る

疾患によって異なりますが、脳卒中や胸水・肺炎であれば画像、腎不全や肝不全・出血傾向などがあればラボデータなどへと、情報収集の幅を広げていきます。

④看護師の記録や付箋などを読み、業務的な内容や注意点を確認する

という感じです。

この順番に情報を得る習慣が付けば、最低限の業務ではなく、自然と病態を押さえた看護を行うことが出来るようになります。

新人看護師には、業務の情報収集だけでも時間が足りないと思いますが、慣れて来たら、病態を押さえた情報収集にも挑戦してみてください。逆に情報収集が楽になると思いますよ。

10

診察法ができるようになりたいです

キーワード

意図的な問いの力で、数秒で患者さんの状態がわかる

ベッドサイドでの情報収集について、もう少しお伝えしましょう。

他の専門書に載っているフィジカルアセスメントとはまったく違う切り口です。

あなたは毎日、患者さんと接して情報を取っていると思いますが、どのくらい意図的に情報を取っているでしょうか。


例えば、看護師が片手にペンを持ち「これは何ですか」と声をかけます。

患者さんからは「ペンです」と返事が返ってきました。

あなたはこのやりとりから何がわかると思いますか。

声が聞こえている
看護師やペンが見えている
言われた内容が理解できる
注意を向けることができる
ペンを知っている
話しができる
肺活量がある
のどに痰が貯まってない
口や舌が動かせる
意識がはっきりしている
丁寧語が使える

こんな感じでしょうか。

「これは何ですか」と問いかけるだけでこれだけの情報が得られるのです。

言われてみれば、「あー」という感じですよね。これが「意図的に情報を取る」ということです。

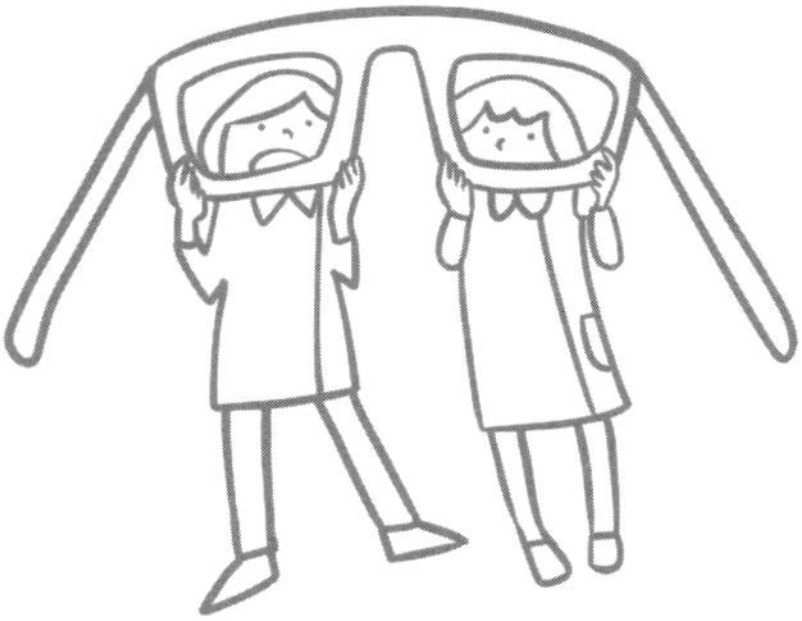

また、体温計を患者さんに手渡すことでわかることもあります。

看護師の意図がわかっている
体温計を受け取れる
脇に入れるという作業ができる
測定の方法までわかっている
測定値を自分で見て読み上げることができる
三七・五度が微熱であることまで理解している

こんな感じです。

ほかにもあります。

認知機能が低下した患者さんや、感覚性失語がある患者さんの場合、すべての質問に対して「はい」と答えることがあります。新人看護師は、患者さんが「はい」と答えたから、この患者さんは〝わかっている〟と解釈してしまいます。

意図的な情報収集の場合は、次のように二つの質問をします。


「昨日は眠れましたか」「はい」

「昨日は眠れませんでしたか」「はい」


相反する質問に、同じ返事が返ってくる。実際には理解してないことがわかります。

「いいえ」と答えるには、ある程度の理解力が必要なのです。〝同じ質問を逆のかたちで問いかける〟ことで、本当の理解力を確認することができます。


似たようなスキルとしては、「朝ごはんは食べましたか」ではなく、

「今朝は何を食べましたか」

「いつも何をして過ごしていますか」

など、オープンクエスチョンで問いかけるのもいい方法です。

「はい」「いいえ」で答えられる質問より、内容を答えるほうが難しいですよね。

もっとハードルを上げるなら、医師からＩＣがあったあと、「どのような話でしたか」と、聞いた内容を復唱してもらうという方法もあります。

ここまで意図的な問いかけができれば、患者さんの理解度を正確に把握することができます。

今回は、ベッドサイドでの患者さん対する、意図的な情報収集の方法をお伝えしました。

一見、難しそうに感じるかもしれませんが、慣れれば使えると思います。先輩看護師にも負けない情報収集力を身に付けることができますよ。

11

看護業務を覚えるコツはありますか

キーワード

業務は八対二の法則で攻略する

医療が高度で複雑になると共に、看護業務が増えてきているのを実感しています。増えていく看護業務を覚えるのは、本当に大変ですが、実は、看護業務というのはある程度「型」が決まっているのです。

例えば、内服薬の与薬時間は、食後薬が基本です。食後薬がスタンダードなら、食前薬や一〇時などの時間薬がイレギュラーとなります。膀胱留置カテーテルの尿廃棄が一六時と二四時がスタンダードなら、六時間おきの尿量測定で、そのつど尿を捨てるのはイレギュラーとなります。

酸素投与で加湿器の水は入れないのがスタンダードなら、３～５リットル以上の投与で蒸留水を入れるのはイレギュラーです。


こんな感じで、看護業務を行う上で頭の中で分類していきます。

八割くらいよく行う方法がスタンダードパターン。

二割くらいで発生するのがイレギュラーパターンというわけです。


この考え方で業務を分けておけば、インシデントも圧倒的に減らすことができます。

インシデントというのは、その性質上、新人看護師は「知りませんでした」という知識不足でミスを起こし、ベテラン看護師は「またこのパターンだ」という思い込みでミスを起こすといわれているからです。

あなたは八割のスタンダードパターンで業務を覚え、二割のイレギュラーパターン（個別性）を意識することで、その両方のパターンに対応することができるようになります。

また、患者さんへのケアでも同じことがいえます。
例えば、「脳出血」の患者さんが入院したとします。八割りの基本的なスタンダードパターンを頭の中で分類してみましょう。

再出血を防ぐため速やかな降圧
抗血小板薬や抗凝固薬の服用歴の確認
止血剤の投与、胃粘膜保護剤の投与
手術適応の確認、瞳孔所見や麻痺の確認
高次能機能障害の確認、頭痛や嘔吐の緩和
セルフケアの支援、フォローCTの介助
回復期病院への転院調整

など、やることは決まっています。
そして、二割のイレギュラーパターンとして考えられるのは、

脳幹や小脳の出血なら水頭症の有無

広範囲の出血ならクッシング徴候や家族へのＤＮＡＲの確認

などでしょうか。

もっとシンプルな例として、「寝たきり」の患者さんであれば、スタンダードパターンとして考えられるのは、

体位変換、オムツ交換、入浴介助

肺理学療法、吸引、経管栄養

意思の疎通の介入、排便調整、車椅子移乗

転院調整や退院支援など、が挙げられると思います。

脳科学の観点から、人間は何かを認識するとき、まずは基本的なスタンダードパターンを押さえて、その後にイレギュラーな個別性を探すようにできています。八割のスタンダードパターンを知らずに、患者の個別性を把握することはできません。

業務を覚えるときは、まずは、よくあるスタンダードパターンを覚えていき、その後に先輩に「別のパターンってどんなのがありますか」と質問するのです。

すぐにはパターンがつかめないと思いますが、意識してみてください。

あなたは圧倒的に仕事ができるようになると思いますよ。

12 もっと効率的な業務の工夫が知りたいです

キーワード

すべての手順に説明できる根拠を持つ

看護師の仕事は、簡単か難しいかと聞かれれば、私は確実に難しいと答えると思います。

「器械相手より人間相手の方が難しい」
「単純作業より複雑作業の方が難しい」
「単独作業より多職種が関わる方が難しい」
「デスクワークと労働の両方がある」
「ナースコールや急変など予定外のことが起こる」
「専門的な知識や技術が必要」

など、看護師の仕事は誰もができる業務ではなく、慣れるまで本当に大変です。
まず業務の手順のコツについて説明します。
一つ目は、業務の手順をルール化することです。

例えば、輸液の更新をする場合。
まず、新しい輸液ボトルのシールを剥がす
⇩　酒精綿でゴム栓を消毒する
⇩　点滴台から古い輸液ボトルを外す
⇩　新しい輸液ボトルをかける
⇩　その後に輸液セットを挿し込む

という感じです。
なぜこの順番なのでしょうか。

先に点滴台から古いボトルを外すと、消毒のときに両手が塞がってしまうからです。先に新しいボトルに輸液セットを挿し込むと、輸液ポンプとの距離によってはルートが届かない可能性があります。

このように、一つの業務にも、最も効率的な手順をルール化するのです。そうすれば、時間のロスも少なく、ミスも起こりにくくなります。

また別の例として、検温に行く場合。
電子カルテのカートを持っていく

⇩ 体温表の画面を開く
⇩ 「お熱を測りますね」と声をかける
⇩ コンセントを繋ぐ
⇩ 体温計を渡し、血圧計を巻く
⇩ モニターの心拍数、呼吸、SPO2を入力する

⇩　体温計を受け取り、血圧計を外す
⇩　体温と血圧を入力し、フィジカルイグザミネーションを開始する

という感じです。

私の場合、電子カルテの作動速度を待つ時間や、血圧測定中の待ち時間も、効率的に使えるよう、様々な狙いで手順をルール化しています。職場によって使う道具や状況も違うと思いますが、イメージしてみてください。


食事を配膳する場合でも、患者氏名、食形態、血糖測定や絶食の有無などの確認だけでなく、数秒間フタを開けずに患者さんのセルフケア能力を確認するとか、一口目の嚥下状態だけは確認するとか、ルールをスタッフが共有すれば、質の高い看護を提供できます。

大切なことは、手順を一定のルールに統一するということです。

「内服準備」「配膳時の患者確認」「注射薬混注」「病室移動の点検」など、業務の手順に狙いを定めたルールを作ってみましょう。何となくではなく、〝この理由だからこの順番、この手順でやる〟と自分の中で決めることが大切です。キーワードは〝すべてのことには理由がある〟です。

もちろん、最初から完璧なルールはできません。
先輩に教わったり、看護手順を見たり、自分で失敗しながら修正して完成させていきます。

地道な作業ですが、毎日意識しながら試してみてください。
業務を効率化して出来る隙間時間を、患者さんへの関わりに使えるといいですね。

13 業務を忘れない工夫が知りたいです

キーワード

記憶なんてメモに任せてしまおう

「何でこんなに仕事が多いのだ！」と叫びたくなるくらい、看護師の仕事はたくさんあります。清拭をしていると浣腸が必要となり、準備しているとナースコールが鳴る。師長からレポート提出を求められ、一一時にはＣＴ出しの予定がある。複数の作業をこなしている中、ちょっとでも気を抜くと「あっ忘れてた…」となってしまいます。

そこで活躍するのが「メモ」という方法です。

ワークシートのメモ欄に「11時ＣＴ」と書き込むこともあれば、メモ用紙に書くこともあります。今回は、その使い分けによって仕事を効果的に管理する方法をお伝えします。

まず、ワークシートに書き込むメモについてです。次ページの図を参照しながら、読んでみてください

最初に、書く場所のルールを自分なりに決めます。

脳科学的には、用紙の「左側は過去、右側は未来」と認識されやすいといわれています。

私の場合、ワークシート左側に情報収集をしながら患者さんの病態やラボデータ、前勤務帯の情報などを記入します。

真ん中には、その患者さんの観察項目で特に重要なモノだけを、呼吸困難感（　　）、喘鳴（　　）という感じで記入します。

右側には、実際に行うケアを「Ｔｏｄｏリスト」を時間軸に沿って記入」し、終わるたびに✓点で消します。もともとのワークシートが時間軸でできている場合はそれに沿って記入します。

その他に予定外の内容があれば、右の枠外に計画評価、荷物チェック、持参薬返却など記入したりします。

これは一例ですが、このように分けることで、

勤務最初に情報収集をして書き込む
書き込まれた項目を検温で観察する
そしてメモした内容を記録し、申し送りをする

という、一連の流れで業務を行うことができます。

次に、メモ紙を使う方法です。
患者さん個々の情報ではなく、病棟レベルの内容の場合です。
例えば、

レポートを出す
出勤簿の印鑑を押す
一五時から〇ＪＴ参加
庶務課に行く

A氏　80代　男性	右MMT　（　　）	10時　点眼	計画
左放線冠梗塞	口角下垂　（　　）	11時半　血糖測定（　137　）	荷物
夜間不眠、	足背動脈　（　　）	12時　嚥下食4 トロミポタージュ状	持参薬
せん妄あり	失語　（　　）	昼食後薬	返却
		14時　CT	
APTT　26秒			
Dダイマー			
420ng/mL			

など、患者さん個々の内容ではないものは、ワークシートとは別の用紙に項目だけを書き、終わるたびに✓点で消していきます。

この方法なら、仕事終わりにチェックして確実に業務を終えることができます。

私は、新しく覚えたこともそこに記入し、毎日読み返し習得したら消すという使い方もします。

メモを使うポイントは、〝覚えておく〟という作業を〝脳から切り離し〟、脳には注意や分析、判断などに集中してもらうということです。

また、突発的なメモは〝必ず見る場所〟〝手に取れるかたち〟で掲示することも大切です。

私は、よく休憩後に実施する血糖測定や抗生剤などは、メモ紙に書いて電子カルテの画面に貼ったりします。私自身、なんでもすぐに忘れてしまうので、工夫することでここまで看護師を続けることができました。〝人は忘れる生き物だ〟という前提で、メモを活用しながら仕事をしてみてください。

14

インシデントを減らす方法はありますか

キーワード

インシデントの対策は決意ではなく具体的に出す

「インシデントを起こしてしまいました」
「最近、続けてミスをしてしまいました」

インシデントは最初の二、三か月にも起こりますが、半年以降の仕事に慣れた頃にも起こります。

仕事に慣れ集中力が欠ける
パターンを覚えたことでの思い込み
先輩のフォローが無くなり一人の判断が増える

などでも起こります。

はじめの頃は、先輩からの介助（フォロー）がたくさんあり、あなたの成長に合わせて一部介助に減っていき、最終的には自立になるわけですが、その途中で、一人でできることと、先輩のフォローにズレが生じて、インシデントが起きやすくなります。

そのズレを防ぐ方法は「報連相」です。

あなたが〝不安〟や〝わからない〟ことを報告・相談することで、先輩はあなたへの介助量をズレなく把握することができます。

さらに、インシデントを起こしたあとの対策では、

「気を付けます」

「確認します」

「思い込みをなくします」

という〝決意の対策〟をよく見かけますが、具体的な対策でなければ結果は変わりません。

「気を付けます」⬇「意識する方法は？」
「確認します」　⬇「確認するのを忘れない方法は？」
「作業が煩雑にならない方法は？」⬇「煩雑になってもミスが出ない方法は？」
「勉強します」　⬇「知識が不足していてもミスが出ない方法は？」

というように、具体的な対策を考えてみましょう。

対策はミスの原因によって様々です。

例えば、文字を見逃したのなら、文字を丸で囲みアイコン化する、書く位置を変えるなども効果的です。また、業務の項目を忘れないためには、付箋に書いて視覚化したり、物品などをいつも見る場所に置いたりするのも一つの工夫です。特に時間制限があり、重要なことであればタイマーを使うのもよいと思います。

私がよくする方法は、忙しいときやふだんとは違うイレギュラーパターンのときは、業務の早さは捨て、あえて二人でダブルチェックするという方法です。

また、人は、無意識に作業をすると違和感に気づきにくくなるため、あえて声出しと指さしをルール化することで〝意識にのぼらせる〟ことも大切です。

失敗やインシデントを恐れて、経験値が減ってはもったいないです。不安なときは、ぜひ、勇気を出して先輩に「一緒に見てもらえませんか」「相談したいのですが」と伝えましょう。

インシデントを起こしたい人は一人もいません。しかし、一定の割合で誰でも起こします。誰もが通る道です。インシデントを起こしたからといって、看護師に向いてないということではありません。

良い意味でミスを受け入れ、先輩の目がある間に、小さな失敗をたくさん積み、成長していきましょう。

15

多重課題を上手く攻略したいです。

キーワード

多重課題は諦めることから始まる

「業務が重なったら頭が真っ白になります」
「何から手を付けたらいいのかわかりません」

新人看護師が最も苦労するのが、多重課題ではないでしょうか。やらなければいけないのに仕事が回らない。この〝頭ではわかっているけどできない〟という状態が一番苦労します。

多重課題を攻略するには、大きく二つの方法があります。

まず、一つ目は、〝多重課題にならないよう時間のロスをなくして仕事を回す方法〟です。

日頃から、患者さん一人の検温に七分かかるなら五分に短縮できないか工夫して、細かく業務の時間短縮を心がけることです。

また、〝速く動いてみる〟というのも効果的です。意図的に自分の限界を破ることで〝速さ〟と〝正確さ〟の両極端を体感でき、コントロールできるようになります。

このように業務に使う時間を短縮し、隙間時間を増やしていきます。

二つ目は、〝業務が重なる（多重課題になってしまう）ときの捉え方〟です。

例えば、複数の業務がどうしても重なってしまったとします。

そのとき、「あ～四つも同時に重なって大変だ」と混乱せずに、一度立ち止まって「どうやったら四つの業務ができるだろうか」と考えてみましょう。

経管栄養に五分

ＣＴ検査に一五分

ナースコールに三～一〇分

輸液ポンプの閉塞アラ～ムに一～一五分

というように、それぞれに業務に必要な時間を計算します。このとき、自分なりの感覚でいいのでイメージを作ります。

そして片っ端から対応していきます。すぐに終わる内容かどうか、点滴漏れなど刺し替えが必要かなど、随時判断していきます。そうすると「自分一人ではCT検査に間に合わない」と気づけるようになります。

なかなか判断が難しいと思いますが、〝命にかかわる〟〝転倒や外傷のリスク〟〝患者さんの苦痛〟〝他職種〟〝時間が強く指定されているもの〟は、優先順位が高くなります。

自分の担当患者さんの業務なのに間に合いそうにない…

こんなときはどうすればいいのでしょう?

答えは簡単です。

率直に先輩に「手を貸していただけませんか」とお願いするのです。職場の雰囲気によっては勇気がいるかもしれませんが、頼みにくくても、自分だけでなんとかしなければと考えず、業務に〝必要なモノを調達する〟のです。この考え方は看護師一〇年以上のベテランでもまったく同じです。

そのほかには、ツールを使う方法もあります。以前、多重課題の判断がつかない新人看護師に作ってあげたツール（82ページ参照）です。この表に一時間以内に行う業務を①～④にメモ書きして、①から順番に実施します。そして、隙間時間に④も進めていく感じです。迷ったときはメモのように書き出すことで、頭の中が整理されすぐに動けるようになります。

多重課題は多くの要素で成り立っており、一つのスキルで解決する問題ではないものです。したがって、すぐにはできるようにはならないと、〝いい意味で諦める〟ことも大切です。一年経てば〝慣れ〟によって時間と共に解決します。焦らず、落ち込まず慣れていきましょう。

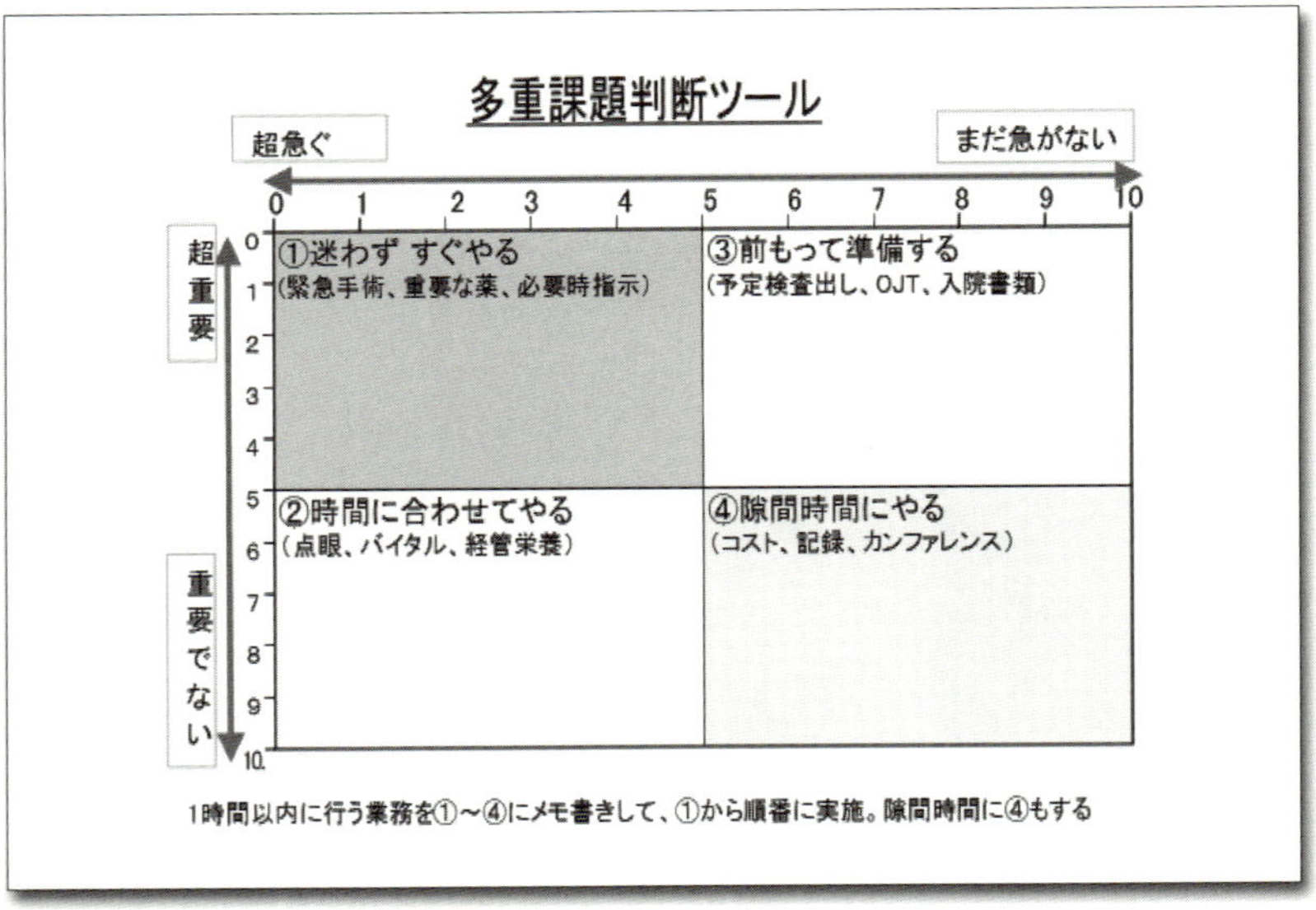

https://drive.google.com/open?id=1h2eP4MSv59L4Df85oRySi6xWYdX9Ummx

16

わかりやすい看護記録の書き方はありますか

キーワード

記録は情報をカテゴリーに分け、強弱をつける

「看護記録が残り、いつも残業しています」

看護師の業務で、最も時間を取るのが、看護記録ではないでしょうか。

良い記録は、病態を理解して書かれています。症状ごとのカテゴリーが意識され、病態がすっと頭に入ってきます。

例えば、心不全の患者さんの病態の観察項目は、どんなカテゴリーになるでしょうか。

循環のカテゴリーは、心臓の左心室の機能低下があるなら、血圧や心拍数、下肢冷感、ラボデータ

（ＢＮＰ）などを観察記録します。

呼吸のカテゴリーは、肺うっ血による肺水腫や胸水、またそこから合併する肺炎などを考えると、喘鳴、痰の性状、咳嗽、肺音、ＳｐO_2値、呼吸困難感、姿勢、酸素投与量、画像（胸写、胸部ＣＴ）などでしょうか。

水分出納や電解質のカテゴリーは、下肢の浮腫、輸液量、尿量、胸腔ドレナージの量、利尿剤の有無、ラボデータ（ＡＬＢ、Ｋ）などが考えられます。

それぞれの情報は関連し合っているので、カテゴリー分けは自分なりの分類でよいでしょう。

私が新人だった頃は、まだ病態や観察項目も頭に入ってない状態だったので、先輩の記録を読んで同じ項目を観察したものです。大切なことは、病態を意識して観察や記録を書くという習慣です。

あとは、その患者さん特有の情報に強弱を付けていきます。

呼吸困難感が強い場合は、特化した記録を書くでしょうし、水分出納の問題がなければ、体温表だけの記載でいいかもしれません。

大切なことは、あなたが他のスタッフにどんなことを伝えたいかです。

〝この情報は特に伝えたい〟。そんな視点で記録を書くことをおすすめします。

以前、ある看護師の残業が続いていたので、私はこんなルールを伝えました。

看護記録は三行まで

最初は、「そんなの無理です」と言っていましたが、素直に実践し、「情報を厳選して三行から四行に納めるようにしています」と報告をしてくれました。このことで残業時間も大幅に減少しました。

部署によって行数の目安は違うと思いますが、厳選するというプロセスは大切です。

今回お伝えした方法なら、時間短縮はもとより、病態に基づいた思考プロセスが自然と身につきます。

そして、観察力や情報を人に伝える力まで身につくでしょう。考えながら記録することは、きっと成長につながるはずです。挑戦してみてください。

17

相手に伝わる申し送りがしたいです

キーワード

申し送りは基本廃止。相手が助かる情報だけを送る

「いつも申し送りで突っ込まれます」
「申し送りに時間がかかります」

本来、申し送りは廃止されている病院が多いのですが、交代勤務で情報に不安があり、いつのまにか申し送りが復活してしまうものです。

正直なところ、何を申し送るかは相手によって違います。

〝自分がほしい情報は何だろう？〟と考えてみても、新人看護師には経験値も少なく、情報の強弱

の判断がつかないと思います。

しかし、相手が先輩だった場合は、新人より早く情報が取れているでしょうし、まず病名だけ伝えれば、先輩は関連図のように複数の情報を瞬時に予想できているはずです。

ですから、申し送りは変更点、注意点だけでよいと思います。

申し送る情報のカテゴリーは、

大きなイベント情報
業務に必要な情報
看護に必要な情報

に分けて考えましょう。

大きなイベント情報は、重要度が高く外せない情報です。

手術(時間や出血量、全身麻酔など)、胃管挿入やＣＶ挿入(デバイス、挿入の長さなど)、重大なＩ

C（内容、家族の反応）などを申し送ります。

業務に必要な情報は、ピンポイントで知っておくと相手が動きやすくなります。

尿量測定の終了や睡眠薬の開始などの変更点
食事はセッティング、トロミはポタージュ状
トイレは車椅子介助でナースコールは押してくれるなどの主なセルフケア能力
夕方ご家族にとろみ剤の購入を依頼
二一時に睡眠薬の与薬などの特別に行うこと

などが挙げられるでしょうか。

看護に必要な情報は、次の勤務者が継続看護としてアセスメントをする上で必要な情報です。

一〇時に膀胱留置カテーテルを抜去して、その後一六時に排尿があった

アセトアミノフェン座薬二〇〇mgを使い、NRS　8から3に改善した
朝まで睡眠薬が残ったので、カンファレンスで睡眠薬は夕食後に服用するようになった
などです。

もう一つ大切な視点は、記録を書くときと同じで、いかに短く申し送るかを心がけることです。申し送りは、自分と相手の二人ぶんの時間を使います。時間の縛りを自分にかけることで、大切な情報を厳選する習慣が身につきます。

申し送りは受けるときより、送るときの方が何倍も緊張すると思いますが、〝相手が助かる申し送り〟を心がけてみてください。

18

夜勤のときはどう動いたらいいですか

キーワード

日勤対策がそのまま夜勤対策になる。

入職して三～六か月くらいすると夜勤が始まります。

夜勤は一人の看護師が受け持つ患者数が増えることで、情報収集や申し送りも多くなります。

患者さんの睡眠状況や病状の安定度をアセスメントして、夜間の検温や体位変換、おむつ交換の時間を調整する、深夜帯であれば明け方の採血、経管栄養、与薬の下準備などを少し早めに行う、など工夫もできると思います。

受け持つ患者さんの数が増えたぶん、日勤で行っていた方法を、より浅く重要なところを押さえる感じです。すでにお伝えした「情報収集」「申し送り」「多重課題の対応」の方法を使って、時間を効率化することも効果的です。

ここでは、〝少人数で協力し合う方法〟についてお伝えしましょう。

あなたは先輩から、「大丈夫？」「仕事終わりそう？」と声をかけられることがあると思います。

これは一見、先輩が気にかけてくれているように思えますが、先輩は心配しているともいえます。

少人数で協力して看護を行うときに、最も効果的で大切なことは「報連相」を活用することです。

新人看護師の動きを評価するとき〝一人でできること〟に先輩が付き添っても無駄になるし、〝一緒に行う必要があること〟を一人で行えばミスが起こります。

その差を効果的に埋める方法が報連相なのです。

夜勤では、自分の状況をリーダーに把握してもらうための、積極的な報連相が必要です。

「採血が取れません」「トイレ誘導は一人でできます」と、具体的に正直に伝えることで、先輩看護師も夜勤メンバーの状況がわかり、全体をコントロールしやすくなります。

〝報連相〟をするときは、先輩に伝わりやすいように、「インシデントの報告です」「相談があります」など、結論を題名として最初に伝えることが大切です。


また、夜勤でよく相談されるのが、急変時対応についてです。

看護師は病気の患者さんと関わる仕事なので、バイタルサインが急に崩れる場面に遭遇します。しかし、そうならないために、日々、治療看護を行っているため、その頻度は多くありません。

そのため、急変時対応は経験値が積みにくく、五年目くらいの看護師でも自信が持てないことがよくあります。

それでは新人であるあなたは、どんな準備をしておけばよいのでしょうか。

夜勤導入チェックリストで、救急カートの薬剤、気管挿管介助の手順、ＡＥＤやＤＣの操作手順の学習は終わっていると思います。

大切なことは、少なくとも二、三個の役割は〝指導がなくても一人でできる〟レベルにしておくことです。

救急カートを持ってくる
タイマーをかける
物品を持ってくる。物品を渡す
すでに先輩がやっている胸骨圧迫を代わる

など、なんでもいいと思います。そうすれば、急変の場面であなたの居場所ができます。

不思議かもしれませんが、補助にまわる立場のとき、すべての手技が五〇点の人より、二、三個だけでも九〇点の人の方が確実に役に立ちます。

そうすればあなたは、急変時の闘いに最後まで参加することができ、経験値を順調に伸ばすことができます。

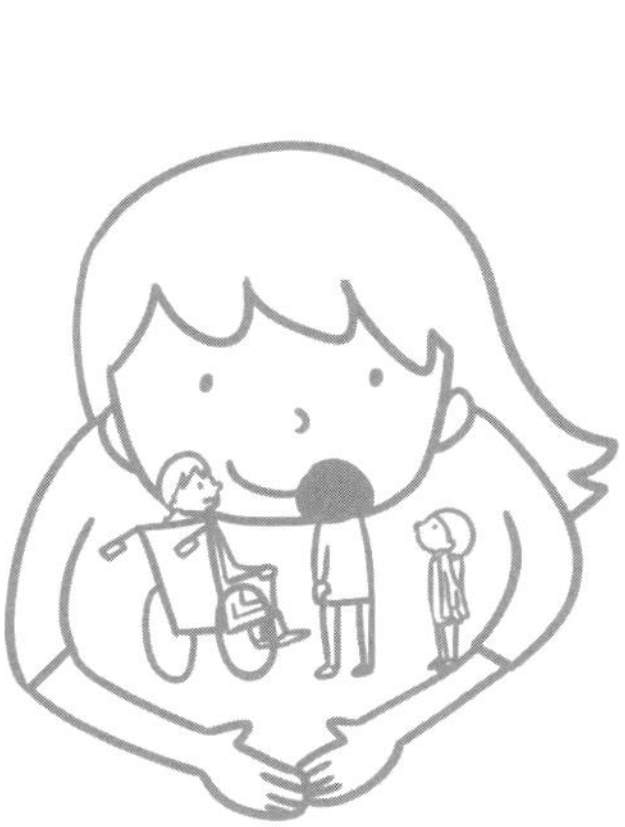

この考え方は、夜勤メンバーとして先輩の役に立つ方法にも活用できます。

業務の中には、担当の看護師にしかできないことと、ほかの人も手伝える〝周辺業務〟というのがあります。排尿廃棄、清掃、片付け、物品補充など、機能別に行える周辺業務を、声かけをした上で手伝うことで先輩の仕事が楽になります。

先輩の負担が減るぶん、あなたが困ったときにきっとフォローしてもらえるでしょう。

しかも、あなたが受け持つ担当患者さんのことだけでなく、先輩の周辺業務を行うことで、自然と自分の仕事も早くこなせるようになります。

夜勤が始まる頃は、不安も多いと思います。だからこそ、日勤で先輩のフォローがある間に、先輩にどんどん報連相を行い、余力があるときは他の先輩の周辺業務も手伝ってみてください。

また夜勤は、先輩といろいろな話ができるというメリットもあります。〝夜勤が心配だ〟と考えずに、先輩との何気ない会話も大切にしてみてください。

第 3 章

患者さんの接し方を論理的に理解しよう

19

患者さんの気持ちにちゃんと気づきたいです

キーワード

患者さんを理解する仕組みを構築する

先輩から「患者さんの気持ちを考えなさい」「患者さんの立場に立ちなさい」と指導されても、できる人とできない人がいます。

もともと感性が豊かな看護師は、患者さんの気持ちや背景をすぐに感じ取れますが、感性より理性が優位な看護師には、なかなかイメージが浮かびません。私も患者さんの気持ちや背景を感性で掴むことが苦手でした。


看護という職業柄、そのズレは顕著に現れます。

看護師が若く、病気もなく、生きている存在なのに対し、患者さんは年老いて、病気や障害があって、死に直面している存在です。

あなたは日常生活を不自由なく送っているため、患者さんの苦痛を自分と重ねることができません。いくら「患者さんの役に立ちたい」と思っても、患者さんの苦痛に気づかなければ看護は始められないのです。

では患者さんの気持ちに気づくには、どうしたらいいのでしょう。

ここでは、四つの方法を紹介します。

①最もシンプルな方法は〝患者さんに聞く〟ことです。

「食べられない理由が何かありますか」
「なにか私にできることはありませんか」

オープンクエスチョンで問いかけることで、患者さんの本音を引き出すことができます。

②一つひとつの事例を振り返り、イメージを膨らませることです。

患者さんの場面や表情から、患者さんが訴えそうな言葉や思いをイメージしてみてください。看護師を続けていくと、患者さんの疾患や病態の「型（パターン）」がどんどん蓄積され、〝この疾患ならこんなことで困りそうだ〟〝この表情は訴えを我慢している〟、そんなふうに、経験と共にデータとしてわかってきます。

③チェックリストを使うという方法もあります。

看護学校の実習では、ヘンダーソンの「看護を構成する一四の基本的欲求」や、ゴードンの「一一の健康機能パターン」などの分類を用いて、患者さんの情報を整理したと思います。

ほかにもＩＣＦ（国際生活機能分類）などを活用してもいいと思います。

チェック表を使えば、経験値の少ない新人看護師でも、何を見ればいいのか気づかせてくれます。

④患者体験をしてみるという方法もあります。

世間には、白内障体験メガネ、高齢者体験セットなど、様々な体験をするグッズがあります。

ICF(2001年 WHO 国際生活機能分類)

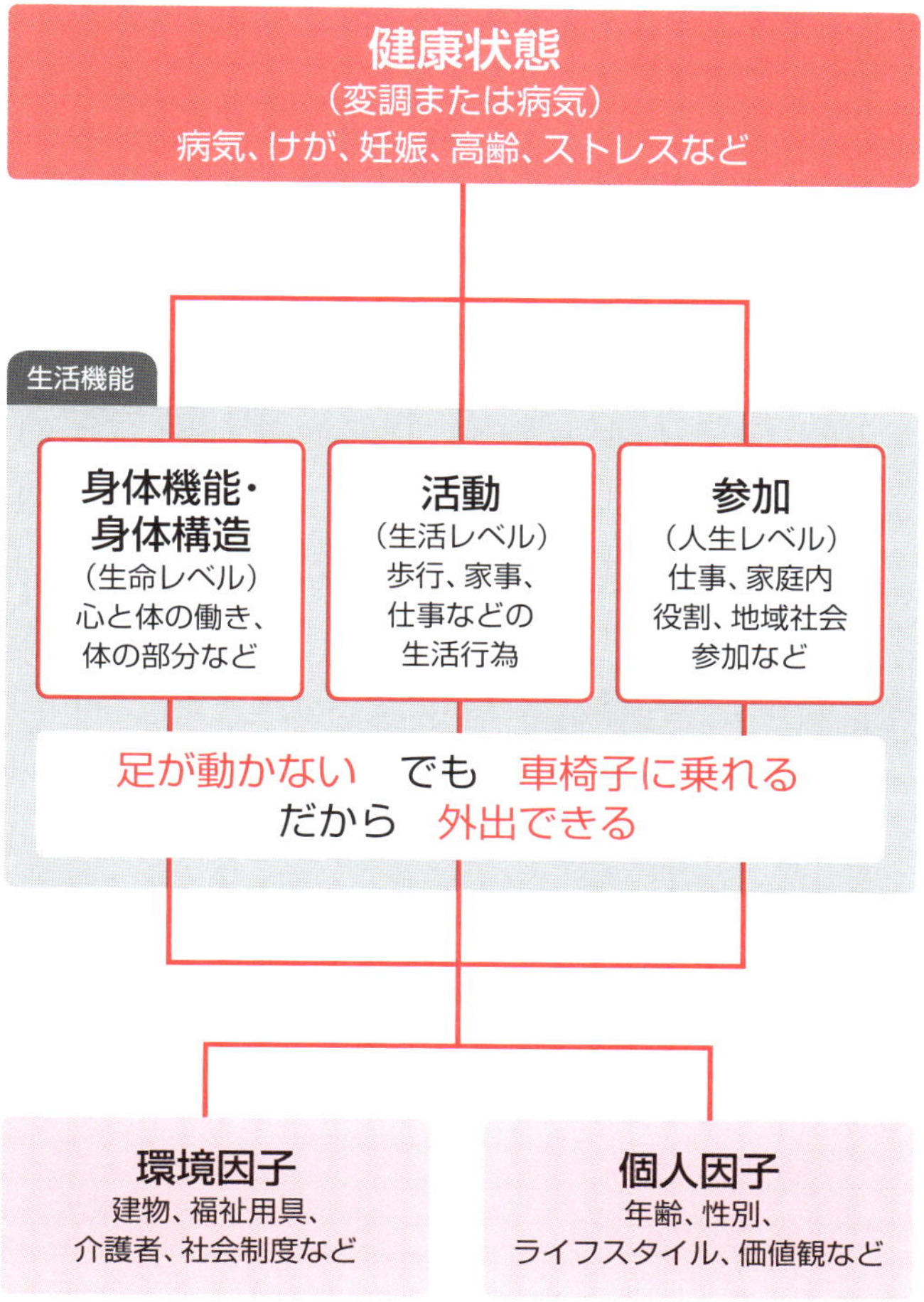

価格は数万~数十万円するため、限られた場所と人数しか体験できませんが、工夫次第でできることもあります。

例えば、脳卒中の体験であれば、

身振りだけで相手に伝える、運動性失語の体験
耳栓をして話の内容をつかむ、感覚性失語の体験
足関節を尖足状態で歩く、分回し歩行の体験
左手だけで生活してみる、麻痺のある生活の体験

などです。

生活体験が少ないといわれる若く健康な新人看護師でも、不自由な体験をすれば〝気づきの質〟を一気に上げることができます。

患者さんを理解するスキルを習得すれば、これからあなたが行う数十年の看護の質が変わります。ぜひ試してみてください。

20 患者さんの訴えの意味を知りたいです

キーワード

患者の訴えの裏にはニード(本当の理由)がある

ある新人看護師が、ナースコールの対応で訪室すると、「アイスノンをください」と訴えられました。新人看護師はすぐにアイスノンを持っていき、患者さんからは「ありがとう」と感謝されました。

「アイスノンを希望した理由はなんだったの?」と私が聞くと、新人看護師は戸惑っていました。

患者さんがアイスノンを希望した裏側には、必ず理由があるはずです。

「頭痛があるのか」

「体が暑いのか」
「枕が高すぎるのか」

この事例でわかる大切な視点は、患者さんは〝本人が思いついた解決策を訴えてくる〟ということです。そこであなたは「頭が痛いのですか」など、〝本当の理由〟を尋ねる必要があります。もしかしたら、その理由を知ることで、アイスノンより効果的な方法を提案できるかもしれません。

ここは大切な点ですので、もう少し掘り下げてみましょう。
これは、私が実際に経験した事例です。

頸髄損傷で手術を受けた五〇代男性の方で、私が担当すると主食しか食べない日が何日も続いていました。私が食べない理由を問うと、「食欲がないです」と返ってきました。
その言い方に違和感を覚えた私は、「本当にそれだけですか」と聞きました。

すると「実は、まだ起きられないからベッドで排便をするのが嫌なのです。あと看護師さんも忙しそうで申し訳なくて…、だからおかずを食べないようにしていたのです」と答えが返ってきました。

私は、遠慮しなくてよいことを伝えた上で、創傷治癒や筋肉の減少を防ぐため、タンパク質(おかず)もしっかり食べてもらうよう説明しました。

食事量が少ない場面では、〝なぜ食事量が少ないのだろう?〟〝なぜ水分を取らないのだろう?〟と自問し、オープンクエスチョンで質問していく必要があります。

そこで患者さんの本音がわかれば、副食が噛めないなら入れ歯を調整したり、全粥やキザミ食に変更したりするなど、看護介入を行います。

患者さんの思いを理解するには、表面的な訴えや行動だけで判断せず、その裏の見えない動機(本当の理由)を捉えるようにしましょう。

「何か理由がありますか」と定型文でもいいので、問いかける習慣をつけてください。患者さんの思いもよらない本音が聞けますよ。

21

患者さんにどうすればケアを受け入れてもらえますか

キーワード

諦めたらそこで看護終了です

看護師の役割として「療養上の世話」があります。食事、排泄、清潔、更衣、移動、睡眠など、病気のために患者さん自身では達成できなくなっています。

これは私が看護学校の実習で体験した事例です。季節は一月頃、担当患者さんに入浴許可が出たので、清潔援助を計画しました。

「○○さん、シャワー浴に行きませんか」と問うと、「今日は調子が悪いからやめときます」と、つれない返事が返ってきました。

あなたなら、この場面どう対応しますか。
あなたの看護介入はここで終わりますか。

ここで復習ですが、シャワー浴の目的(効果の狙い)は何でしょうか。
皮膚の保清、血液循環の促進、爽快感、セルフケア能力の観察、皮膚の観察など、多くの狙いがあります。しかし、ケアを断られてしまうと、それらの効果はまったく得られません。
多くの看護師は、ここでコミュニケーション能力を発揮します。

「さっぱりしますよ」とメリットを持ち出したり、「傷を早く治すのに必要なことなのですよ」と必要性を持ち出したり、「先生の指示ですから」と権力を持ち出したり、と様々な手を尽くします。

しかし、その患者さんは頑としてイエスといいません。

それではどうすればいいのでしょうか。

答えは、意外かもしれませんが、

「一〇〇％の看護介入にこだわらない」


ということです。

まずは、患者さんがシャワー浴を断る本当の理由を確認します。

すると「寒くて体調を崩すのが心配だから」という理由がわかりました。

やはり、本音を聞き出さなければ、ケアの必要性やメリットを患者さんに伝えても効果はありません。


そして次に、どうすれば寒くない方法で清潔援助ができるかを考えます。

私がとった方法は、足浴をするという方法でした。

部屋を暖房で温め、腰元まで布団で覆い、足だけ露出して行いました。

その結果、足浴を受け入れてもらえ、「ありがとう。気持ちよかったよ」といっていただくことができました。
全身は綺麗にできませんでしたが、部分的に皮膚の保清、血液循環の促進、爽快感を得ることを達成できました。

看護の場面において、看護師のやろうと思う方法が一〇〇%実施できないことはよくあります。そのため、患者さんが断る理由を確認し、援助のかたちを変えていく必要が生じます。二〇%でも四〇%でもいいのです。〝患者さんに必要なケアを一つでも二つでも実践していこう〟という看護師の姿勢が大切なのです。

最後に有名な名言をお送りします。

「諦めたらそこで看護終了ですよ」

看護師経験が長くなっても、一人の患者さんのために悩み考え、工夫し続けられる人でいてくださいね。

22

患者さんの気持ちを軽くしてあげたいです

キーワード

看護師には患者の心を変える魔法の言葉がある

病院で働いていると、毎日いろいろな患者さんと接します。

年配の女性患者さんに多い気がしますが、こちらが何かケアを行う度に「ごめんなさいね」と口にする患者さんがいます。「治療してもらっている」と気兼ねして申し訳ないと思うのでしょうか。

では、どうすれば患者さんに気兼ねなく過ごしていただけるでしょうか。

例えば、ベッド上排泄の患者さんに、オムツ交換や清拭をした際、「ごめんなさいね」と言われたとします。あなたはどう言葉を返しますか。

「こちらこそすぐに出来なくてすみません」

「協力して下さってありがとうございます」


私はこう返すようにしています。

申し訳なく思っている患者さんの気持ちに対して、こちらが「すぐに出来なくてすみません」と、さらにもう一段下がることで、患者さんの気持ちを楽にするのです。

特に、認知機能の低下している患者さんなどは、自分が責められている、迷惑をかけている、と感じてしまい、不穏になることさえあります。そこで「協力してくれてありがとう」というお礼の言葉をかけることで笑顔が生まれます。


テクニカルな内容かもしれませんが、他にもいろいろあります。

例えば「いろいろやってもらって申し訳ない」と言う患者さんに、

「お給料を頂いているのでお仕事をさせてください」

「いままで頑張ってこられたのですから、こんなときくらい甘えてくださいね」

という表現もあります。

私たちは健康なので、なかなかわからないかもしれませんが、患者さんは病気によって自身の存在価値を見失っています。だからこそ、あなたには〝十分価値がありますよ〟〝大切に扱われる存在ですよ〟とメッセージを込めるのです。

看護師の方が謝ったり、お礼の言葉を添えたり、意味づけをすることで、患者さんの心を変える（ポジションチェンジさせる）のです。

これらは、わりと効果的で患者さんとの信頼関係も生まれます。ぜひ、活用してみてください。

23 患者さんの訴えにどうしたら応えられますか

キーワード

看護とは個別性を死守する闘い

「どこまで患者さんの訴えに応えますか」

「どこまで個別性を大切にしたらいいですか」

という質問をよく耳にします。


患者さんのことを思って行ったことが、先輩からは、

「特別扱いしないの」

「他の人もしてもらえると思われたらどうするの」

と言われてしまう。

看護学校では「個別性を大切にしなさい」と言われたのに……。

現場に出て、こんなジレンマを感じることはありませんか。

一方、忙しいからと、最低限の平等なケアだけを提供すると、やり甲斐もなくなり、看護師の心も疲弊してしまいます。

また、特別扱いしないという理由で、患者さんの安楽につながるケアまで省いてしまっては、意味がありません。

そんなとき大切なのは、カンファレンスを行い、看護ケアの統一や、どこまでケアするかの線引きを話し合っておくことです。

また、特別な看護ケアを行うときには「いまは少し時間が取れたので」「○○さんはご家族が遠方なので」と、理由を伝えてもよいでしょう。

なお、視点は変わりますが、
患者さんの選択肢は多いほど良いとは限りません。

例えば、検査の声かけで、

「検査に呼ばれたので、一緒に行っていただいてもよろしいでしょうか？」

「まだ眠いから嫌です」

と患者さんが答えたらどうしますか？


絶対に必要なケアや治療のとき、また本当に忙しいときは、選択肢を相手に渡さないことも一つの方法です。


「いまからお熱を測りますね」

「検査に呼ばれたので行きましょうね」

これで十分です。

もちろん、患者さんに選択肢を渡すほど、患者さんの満足度は上がります。

食事メニューを選択するときやインフォームドコンセントを得る場合など、患者さんに選んでもらいたいときには、時間をかけて選択してもらえばいいのです。


人手が少ない中、患者さんの訴えに対応することは、大変なことですが、看護ケアにかける時間は、患者さん一人ひとり違います。

限られたマンパワーの中で、相手に合わせた個別性のある看護ケアを、少しずつでも提供していきましょう。

column 患者さんとご家族には かけてほしい言葉がある

新人看護師が対応に困るのが患者さんへの返答ではないでしょうか。

例えば、ナースコールが鳴り、あなたが患者さんのもとに行くと、頭痛の訴えがありました。

あなたは「痛み止めを持って来ます」と伝えて一〇分後に実施します。

「ありがとう」とふつうに感謝してくれる患者さんもいますが、「なぜすぐ持ってこないの」と、強い口調でいってくる患者さんもいます。要望を訴えることをギリギリまで我慢している場合や、苦痛で苛立っている場合もあるからです。

そこで患者さんからの訴えには、ぜひ一言添えるようにしてみましょう。

「痛み辛いですよね。急いで持ってきます」

「辛いですよね」という言葉で「共感」を伝え、「急いで」という言葉で「あなたのために努力します」という意思を表します。この一言のメッセージで行動と思いを明示することで、同じ待ち時間でも、患者さんの気持ちは随分楽になります。

また、脳卒中で重症になった患者さんのご家族からこう問いかけられました。

「妻は前みたいに元気になるのでしょうか」

あなたは何と答えますか。言葉に詰り「わかりません」と伝えますか。

よくやってしまうのが「看護師なので、病状のことは説明できないのです」と避ける姿勢です。

例えば、こう返答してみたらどうでしょう。

「大切なご家族のことなので心配ですよね」という言葉で“共感”を伝え、

「声をかけてあげてください」「手をさすってあげてください」という言葉で“あなたにもできることがあるというメッセージ”を伝えます。

「医師も真剣に治療してくれています。一緒に頑張りましょう。」という言葉で“味方として医療チームがいること”を伝えることもできます。

ほかにも、癌の終末期の患者さんが、痛みや息苦しさ、発熱、体が動かない、声が出ない、家族が来ない、そんな苦しい状況でこう本音を漏らします。

「ごめんね、弱音ばっかり吐いて」

「迷惑かけてばっかりで…」

あなたはどう答えますか。

私なら

「病気や死との闘いですから苦しいに決まっています」

「弱音もいっぱい吐いてください。お気持ちを聴かせてください。」

という言葉で「病気の方と向き合う看護師の覚悟」を伝えます。

“患者家族には、かけてほしい言葉”があります。すぐには難しいと思いますが、少しずつでもいいので、患者さんと向き合いながら人生観を深めて行ってください。きっと患者さんとご家族のために自然な言葉がかけられるようになりますよ。

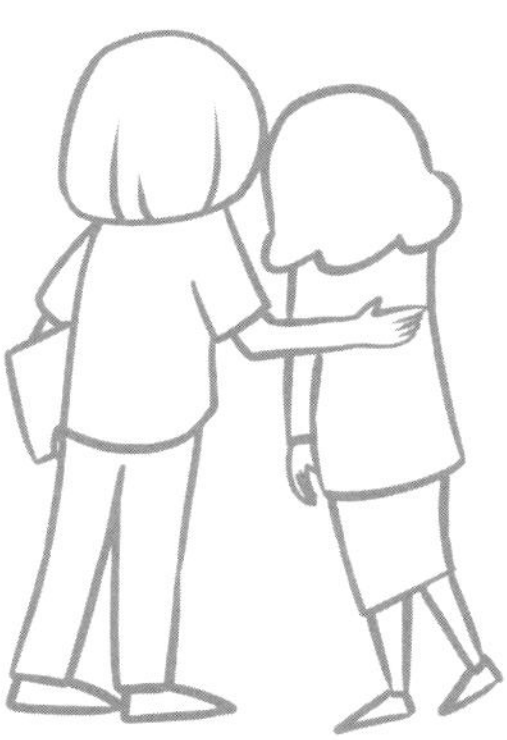

column

シャンプーは2度洗いに決まっている

病棟での清潔援助を見ていると、患者さんのシャンプーを1回しか行わない場面を見かけます。

看護師に聞くと「シャンプーって1回ですよね？」と返事が返ってきます。

本当にそれが正解なのでしょうか。

看護の現場では、介助が必要な患者さんは、週に1、2回しか洗髪を行えません。

やってみるとわかりますが、1回のシャンプーではあまり泡が立たないし、泡が頭皮にも届きません。

シャンプーは、界面活性剤の働きで頭をきれいにする仕組みです。当然、頭皮に皮脂や汚れが溜まってくると、シャンプーは泡立ちに難くなります。また病棟の洗髪車ではお湯の量も少ないので、洗髪前の予洗いも不十分になります。

なので、週に1、2回しか洗髪ができないなら、シャンプーは二度洗いにする方が適切です。

健康で自立している人は、自分と患者さんとの違いに気づかないものです。このことは看護師であっても同様です。患者さんの視点に立つことは簡単ではないのです。清潔援助などを通じて看護学校で習った「看護」について思い出してみてください。

たかがシャンプー。されどシャンプーです。

第 4 章

学校では教えてくれない看護の正体を知ろう

24

臨床での看護をどう捉えたらいいですか

キーワード

看護の本質は問題解決。本気で患者さんの役に立とう

「学生のときみたいに、患者さんと話す時間が取れません」
「何が看護なのかわからなくなりました」

臨床に出て、看護業務を覚えることに追われていると、何が看護なのかわからなくなります。
「看護って何ですか」と聞かれ、答えられる看護師は、実は結構少ないのです。

清拭をすること
点滴をすること

検査に出すこと

それが看護だと本気で思っている人がいます

でもそれは看護師の活動（仕事）の一部を切り出しているだけです。

看護とは〝患者の健康上の問題解決〟です

人は「健康」という状態において、仕事をしたり、スポーツをしたり、旅行に行ったり出来ます。

その健康という状態を維持するための主な力（要素）は次のものです。

①「生命」（呼吸・循環・神経など）を守る力

②「安全」を守る力

③「安楽」を守る力

④「自立」を守る力

⑤「尊厳」を守る力

この五つの力があることで。

①血圧が安定している
②転倒せずに歩ける
③痛みがない
④自分でご飯が食べられる
⑤自分の思いを伝えられる

などの健康な生活を営むことができるのです。
しかし、病気になるとこの五つの力が崩れてしまいます。

①長期臥床によって起立性低血圧になる
②筋力が低下し歩くとふらつく
③頭痛で眠れない
④片麻痺で箸が持てない

⑤失語症で言葉が出ない

こういった症状を抱え、仕事や生活ができなくなります。

そこで看護師の出番です。

①離床はベッドを徐々に挙上する
②下半身を中心としたベッドサイドリハを提案する
③痛みを評価し鎮痛剤を使用する
④利き手交換をしてスプーンを準備する
⑤患者さんの訴えをニアンスで理解する

こうした活動(介入)を通じて患者さんの問題を解決するのが看護なのです。

▼健康の要素を正常に近づけるための看護介入

健康を支える要素	目指す目標 正常な状態	解決すべき問題 抱える症状	必要な看護介入 解決できる対策
生命を守る力	血圧が安定している	起立性低血圧	ベッドを徐々に挙上
安全を守る力	転倒せずに歩ける	歩くとふらつく	ベッドサイドリハ
安楽を守る力	痛みがない	痛みで眠れない	鎮痛剤を使用する
自立を守る力	自分でご飯が食べられる	箸が持てない	利き手交換
尊厳を守る力	思いを伝えられる	言葉が出ない	ニュアンスで理解する

あなたの関わり（介入）によって、患者さんが願う（考える）ありたい姿に近づけることができれば、それが看護になります。

こう考えると自分が行った看護の評価も行うことができます。

あなたがふだん行っている看護業務（療養上の世話）にもいろいろなものがあります。

患者さんの自立を目指し、出来る所は自分で清拭をしてもらう

歩行器を使う患者さんを見て、肘を九〇度曲げた高さに合わせてあげる

誤嚥を防ぐために頸部の角度を調整する

どれも十分看護だと思います。

そう考えると看護業務（診療の補助）のときにも、看護があることがわかります。

利き手が使いやすいように点滴は左腕に留置する

腰椎穿刺の不安に安心できる声かけをする

術後の痛みを減らすために医師と相談する

あなたが毎日行っている看護業務の中に看護のチャンスが隠れています。

参考までに、学習やいまの仕事が看護全体のどこにあたるのか、わかるように図も示しておきます。

健康を失った人が何に困り、どこに介入すればいいのか意識してみましょう。

〝看護とは何か〟すごく大切なことなので、ときどき読み返してみてください。

セルフケア支援
合併症予防
廃用予防など

セルフケア不足

2次的合併症

廃用症候群

退院調整
再発予防
在宅支援など

病 者

残った力

身体的能力　精神的能力
社会的能力　セルフケア能力
高次脳機能など
※意識的に工夫して活用できる

健康の要素

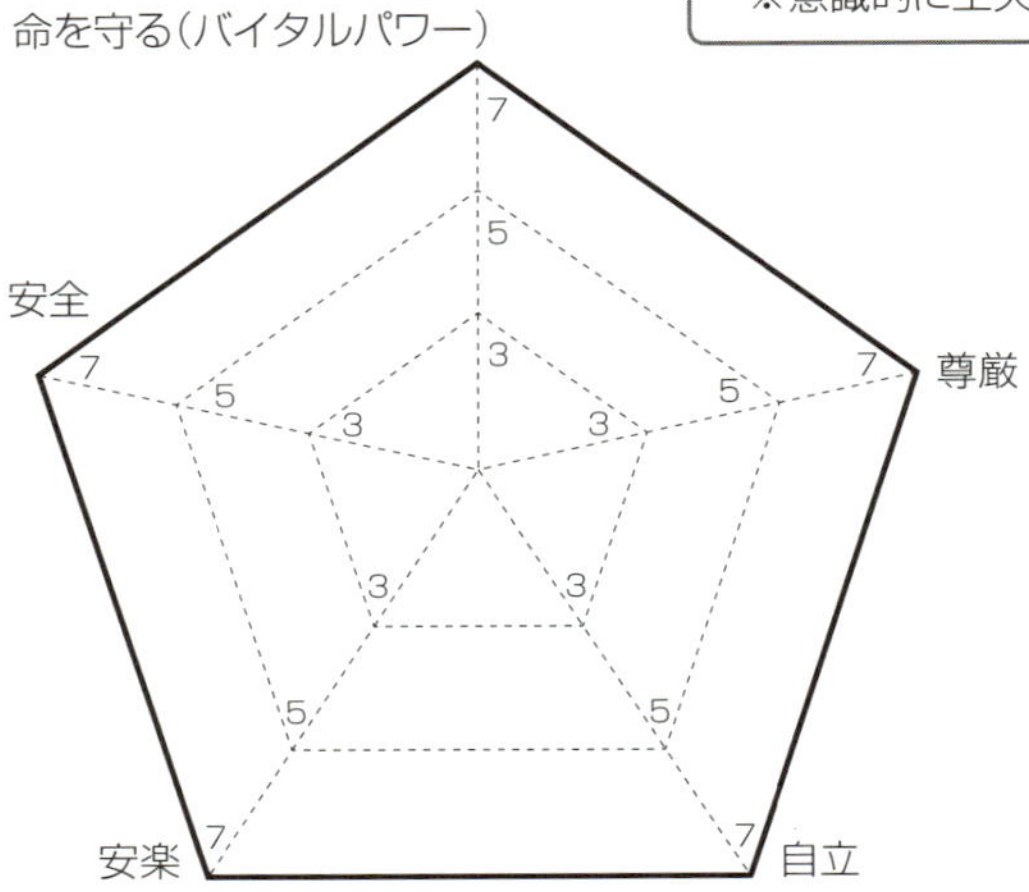

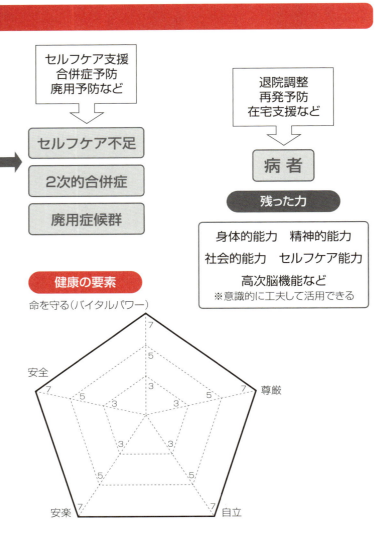

健康方向への看護過程

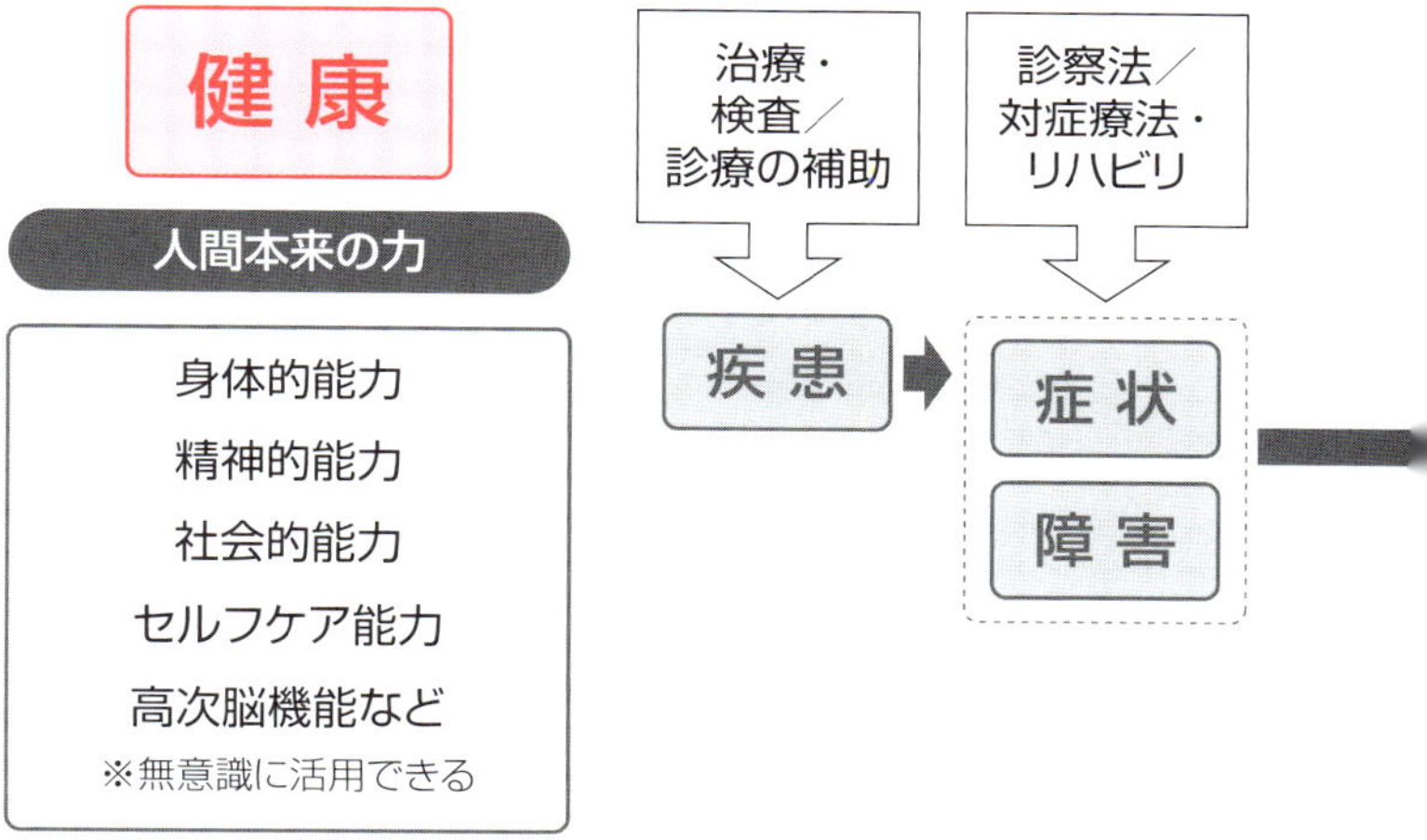

ポイント

- 疾患によって症状、セルフケアの不足などの流れが生まれることを理解する
- すべて正常値（健康）との比較でアセスメントする
- 要素を整え、健康の方向性を目指す
（命を守る、安全、安楽、自立、尊厳を保つ）
- 複数の選択肢から最良な看護介入を選択する
※自分の勉強がどこにあたるのか意識する

25

患者さんの役に立ちたいです

キーワード

あるのは最高な看護ではなく、最適な看護

熱心な看護学生や新人看護師は「患者さんの役に立ちたい」と素敵な思いを語ってくれます。でも実際に臨床で働いていると、それが最も難しいということも、感じています。

例えば〝飲み込みが悪くてむせる…。でも飲みたい〟という場面。誤嚥する可能性を考えると〝生命〟〝安全〟を守るため、絶食を選択します。逆に、本人の希望どおりに飲ませてあげることは〝尊厳〟を守ることです。患者さんの役に立ちたいあなたは、どちらを選びますか。

私ならこうします。

ちょうどいいトロミ剤を調整し、誤嚥のリスクを抑えた上で飲んでもらう。


これなら、両方のいいところが取れます。

他にもそんな場面はたくさんあります。

喉に痰が溜まるので呼吸を助けるために吸引する ↕ 患者さんは「痛いから止めて」と言う
「足が弱るから歩きたい」と言う ↕ 転倒の可能性から守るため抑制する
廃用予防として膀胱留置カテーテルを抜去しようとする ↕ 患者さんは「不安だからまだ抜かないで」と言う

正しく看護をするのは、本当に難しいですよね。

大切なことは、〝最高の看護〟を目指すのではなく、〝最適な看護〟を目指すことです。

むせ込まずに、味も落ちないトロミ剤の適量を探す。

吸引回数を減らせる手技や保湿、体位ドレナージの方法をカンファレンスする。

あなたが工夫すればするほど、患者さんの満足度は上がります。

あなたには短絡的な看護はしてほしくないし、難しいからといって諦めてほしくもありません。

患者さんのために、たくさん悩んでほしいのです。

「あなたがいてくれてよかった」そう言ってもらえる看護師に成長していってください。

ケアの質を判断する健康の要素

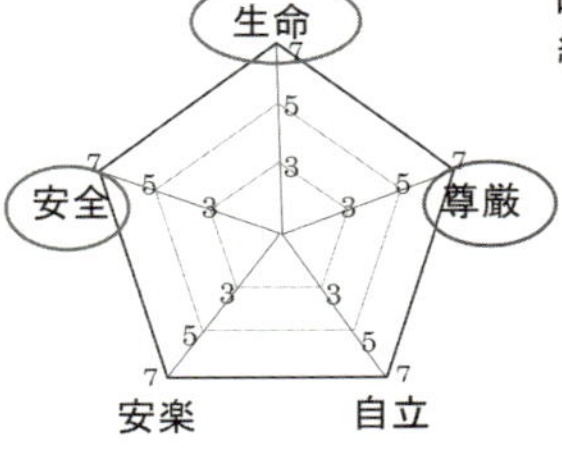

嚥下障害でむせ込みがありますが
経口でどうしても食べたい

食べたい VS むせる

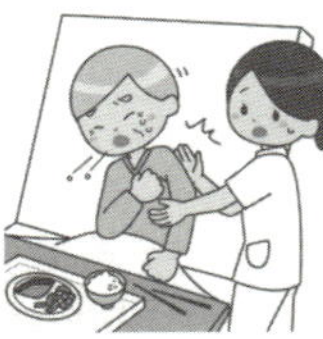

あなたならどちらを選択しますか？

26

患者さんの問題を解決したいです

キーワード

正常値を知ることから看護は始まる

申し送りやカンファレンスをしていると、先輩看護師から「〇〇さんのいまの問題は何？」と決まって突っ込まれてしまいます。

必死にカルテから情報収集をしても、患者さんと話しをしても何が問題かわからない。あなたにも心当たりがあるのではないでしょうか。

看護師は、観察をして症状や状態を見つけることは得意ですが、なぜそれが問題なのかに気づくことが苦手だったりします。

問題とは、「正常」な状態が崩れたときに発生します。

ちょっと正常からの逆算をしてみましょう。

例えば、頭皮は、汗が皮脂と結びつき、空気と触れると過酸化脂質になり、かゆみが生じます。情報収集をして、入院三日目だとわかれば「あっ、頭が痒くなっているかも」と習ったことを思い出して、問題に気づけます。

寝たきり患者さんの頭を見てみると、枕が頸部ではなく後頭部だけに当って首が浮いています。人の首は構造上、前弯(ぜんわん)しているので、枕で隙間を埋めなければ筋緊張が高まります。あなたはちょっと手を伸ばして、枕を肩の位置まで下げてあげます。

これは、〝脊椎の湾曲の正常〟を知っているから気づけることです。

また、背の高い患者さんが食事中、車椅子のフットレストに足を乗せています。膝が上り、腹圧が高まると、食事量の低下や嘔吐につながります。

あなたは、クッションで座面を高くするか、フットレストから足を下げることで〝座位の正常〟な状態に近づけます。

オーバーテールブルも高すぎるときがあります。

〝テーブルの正常〟は肘より少し低い位置ですよね。テーブルが高すぎると、大きな筋肉である上腕を上げて食べることになるので、疲労したり、顎も上がりむせ込みやすくなります。

〝座位の正常〟は他にもあります。

足関節、膝関節、股関節がすべて九〇度で、足底が床に着いている状態が最も安定する。学校で習いましたよね。つまり、正常を知っているから異常がわかるのです。しかも、どのくらい異常かもわかります。

JCSI-2よりⅢ-200の方が重症。MMT4より2の方が重症です。

当然、変化もわかります。

朝はＭＭＴ４の脳梗塞の方が、午後からＭＭＴ２になれば、脳虚血が進んだ可能性があります。
看護学校の頃、嫌というほど正常値を覚えさせられたと思います。
あなたは、「何の意味があるんだろう…」と思ったかもしれません。
でも、正常値ほど看護に役に立つものはないのです。

歩き方、飲み込み方、目の動き、皮膚の状態、尿量、痰の性状、呼吸回数、立ち上がり方、電解質の数値など、本当に多くの正常があります。そこからアセスメントや看護介入が生まれるのです。

〝正常値を知ることから看護は始まる〟

何よりも大切な知識なので覚えておいてください。

27 毎日の看護で何を目指せばいいですか

キーワード

目の前の患者さんに今日も価値を提供する

交代勤務をしていると、若い看護師から、こう申し送りを受けます。

「特に変わりありません」

これを聞いてあなたはどう感じましたか？

このような申し送りの場面を見ると、〝病状の悪化や明らかな問題に対処するのが看護〟という看護観が透けて見えてきます。

例えば、〝酸素2ＬでＳＰＯ2は安定している〟〝経管栄養が嘔吐なく注入できた〟〝膀胱留置カテーテルの尿は順調に出ている〟。

これは問題がないといえるでしょうか。

もちろんこれも看護ではありますが、言い換えれば、状態が崩れてないというだけの〝守りの看護〟です。

少し視点を変えてみましょう。

「脱水で痰が粘稠で喀出ができないので、加湿をしてみよう」
「声が出て、痰貯留音もないから、経口摂取に移行できないだろうか」
「そもそも、膀胱留置カテーテルによる尿量の厳密な把握が必要だろうか」

こんなふうに、いま行っていること自体を必要だろうかと考えます。

すると〝攻めの看護〟が浮かんできます。

「特に変わりありません」という守りの看護と、「自分の勤務時間で何ができるだろうか」という攻めの看護には、本当に大きな差があります。

攻めの看護を見つけるコツ。それは「健康な人はどんな状態だろう」と考えることです。

前記の例でいえば、〝健康な人は、痰を自分で出せている〟〝健康な人は、口でご飯を食べている〟〝健康な人は、排尿もトイレで自然に行っている〟という感じです。

看護師は、患者の状態を認識することは得意ですが、その状態がずっと続くような気がしてしまい、患者さんの未来を描くことは苦手です。

以下、きっかけがつかみやすいように、患者さんのセルフケアの方向性を考える目安の表を載せておきます。

ちょっと未来を思い描くことで、看護の方向性は見えてきます。

新人看護師であるあなたは、先入観がないぶん、気づきやすいかもしれません。

具体的な解決策については先輩と力を合わせて進めていってくださいね。

セルフケア支援の目安

患者個々で違うが
ズレに気付こう！

項目＼安静度	ベッド上	座位可	歩行可
ケア時の姿勢	臥床 ベッド挙上	車椅子座位	端座位
食事	経管栄養 絶飲食	嚥下食 トロミのお茶	常食(一口大) お茶
清潔	清拭 手足浴 洗髪	介助浴	入浴
排泄	オムツ 差し込み便器 膀胱留置カテーテル	ポータブルトイレ 車椅子トイレ	トイレ
更衣	長着 オムツカバー	甚平 リハビリパンツ	私服 下着
マットレス	低反発マットレス エアーマット	高反発マットレス	硬質マットレス

リハで歩いているのに、オムツで
低反発マットレスのこともある

28

患者さんの介助はどのくらいしたらいいですか

キーワード

患者さんの能力は意地悪に観察する

看護学校では、援助技術の際には〝自立〟や〝安全〟〝安楽〟に配慮するように、教員から指導されていたと思います。

しかし、患者さんの能力や訴えを正確に観察することは、なかなか難しいものです。

どうすれば新人看護師でも患者さんの能力を正確に把握できるのでしょう。

例えば、食事の配膳の場面で、

あなたは器のフタも全部開けて、ドレッシングもかけてあげます。

患者さんは、本当に器のフタを開けられないのでしょうか。

私なら、配膳後、数秒間だけ様子を見るか、または「開けられますか」と声をかけます。

この数秒の様子を見ることで、患者さんの能力を正確に観察することができます。


ナースコールを指導する場面でも同じです。

あなたは、ナースコールを手に握らせ、ボタンを押すジェスチャーまで見せるでしょうか。

私なら、ナースコールをベッドに置いたまま「ナースコールを押してみてください」と伝えるだけです。


〝患者さんの能力は意地悪に観察する〟ことが大切です。

あなたが患者さんに親切にすればするほど、患者さんの正確な能力は確認できません。

まずは介助する量を〇（ゼロ）にする「〇（ゼロ）介助」で、「数秒間」患者さんにやってもらうのです。


それから、少しずつ介助量を増やしていき、適切な介助量を把握していきます。

これが患者さんの能力を正確に把握する最も大切なプロセスなのです。

もちろん、介助が遅れれば遅れるほど、介助量が不足すればするほど、〝安全〟〝安楽〟の面で患者さんに不満足を残してしまいます。だから数秒間というルールがあるのです。

きっとあなたは、セルフケア能力を把握する方法として、看護学校ではＢＩ（Barthel Index：基本的生活動作）という、〝自立〟〝一部介助〟〝全介助〟の三段階で把握するように学んだと思います。

しかし、三段階では患者さんに最適な援助をすることはできません。

私がおすすめするのは、リハビリの世界でよく使われるＦＩＭ（Functional Independence Measure：機能的自立度評価表、「フィム」ともいう）という、七段階で評価する方法です。

ここでは移乗動作を例に、その考え方だけお伝えします。

患者さんをどこまで介助しますか？

移乗

点数	付添い	手助け	手助けの量
7	なし	なし	自立
6	なし	なし	手すりや自助具を利用する
5	あり	なし	監視・声かけ・準備などをすれば、直接介助は必要ない
4	あり	あり	軽く触れる程度で移乗できる
3	あり	あり	引き上げは介助するが、足の運びはできる
2	あり	あり	引き上げに加え足の運びも介助する
1	あり	あり	2人介助が必要である

7・6点は1人でできる。5点は見守り。1〜4点は介助あり

介助量の観察の仕方

観察の仕方	点数	付添い	手助け	手助けの量
隠れて観察	7	なし	なし	自立
	6	なし	なし	手すりや自助具を利用する
そばで手を出さず観察	5	あり	なし	監視・声かけ・準備などをすれば、直接介助は必要ない
介助しつつ観察	4	あり	あり	軽く触れる程度で移乗できる
	3	あり	あり	引き上げは介助するが、足の運びはできる
	2	あり	あり	引き上げに加え足の運びも介助する
	1	あり	あり	2人介助が必要である

安全を確保をした上で、いかに確かめるか

できる看護師は
自然と意地悪に見る

最初に見るのが六点と七点の区切りです。
患者さんは一人でできる状態なので、看護師がそばにいる必要はありません。
次に五点の区切りです。
看護師は傍にいますが、直接身体介助は必要ありません。
最後に一～四点の区切りです。
看護師は傍にいて程度の差はありますが、身体介助も行う必要があります。

応用で考えるなら、
六点と七点の患者さんは独居でも自宅退院ができ、
五点は老々介護でも自宅退院ができます。
一～四点は、ある程度介助者の能力や介護サービスがなければ自宅退院が難しいという目安にもなります。

もっといえば、ＦＩＭの点数は、次に目指すべき能力の目標にもなるのです。

先の「患者さんの能力は意地悪に観察する」の視点でいえば、

六点と七点は隠れて患者さんの能力を観察します
五点はそばで手を出さずに観察します
一～四点は介助しつつ観察する

という感じです。

最初のナースコールを指導する場面においては、

七点：何も援助しなくても押せる。
六点：表示があれば押せる。
五点：手に持たせれば押せる。
一～四点：手に握らせジェスチャーと声かけまですれば押せる。

移乗FIM

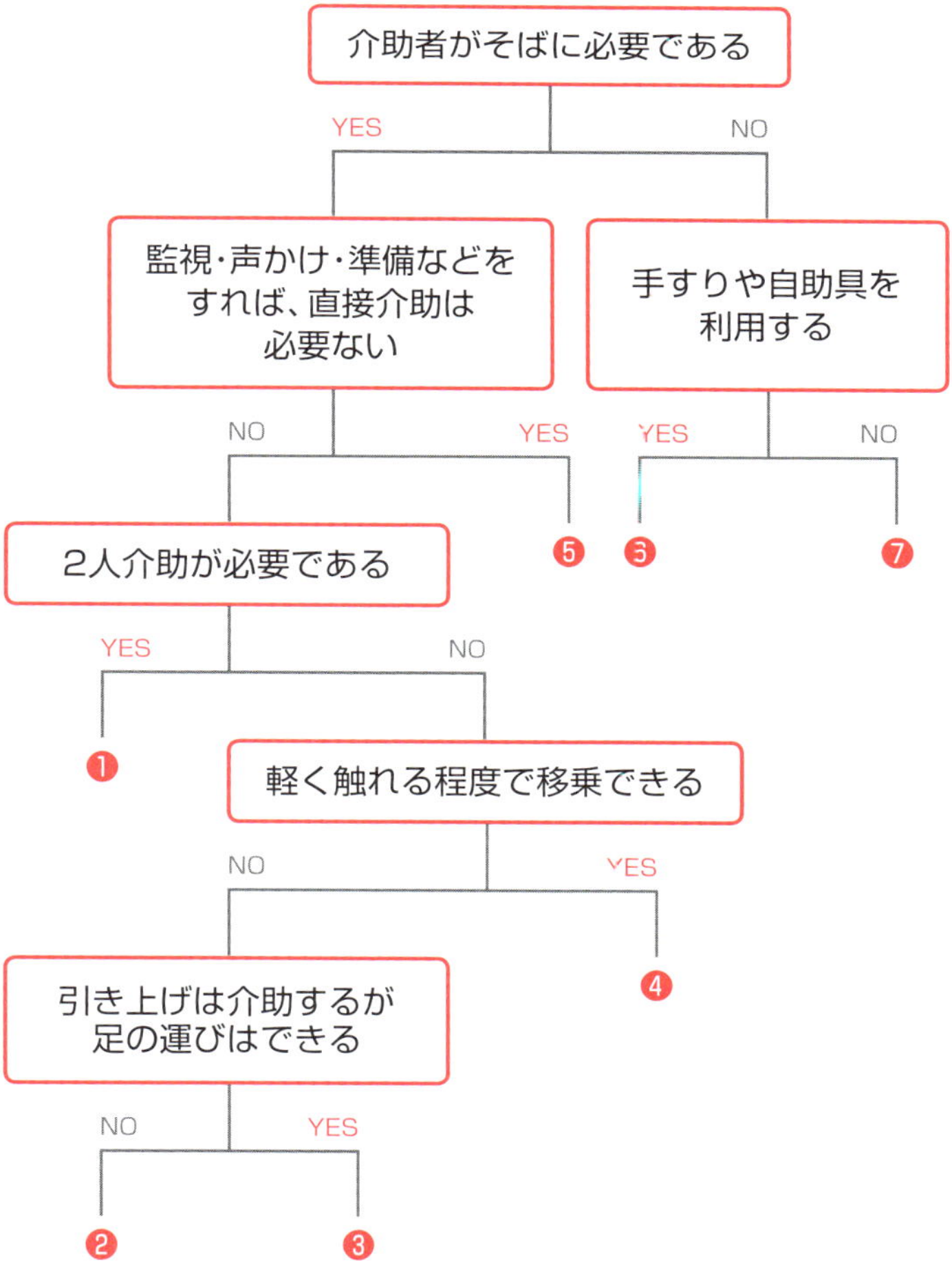

介助者がそばに必要である
YES
NO
監視・声かけ・準備などをすれば、直接介助は必要ない
手すりや自助具を利用する
NO
YES
YES
NO
2人介助が必要である
❺
❻
❼
YES
NO
❶
軽く触れる程度で移乗できる
NO
YES
引き上げは介助するが足の運びはできる
❹
NO
YES
❷
❸

という感じに応用することもできます。

イメージが湧くでしょうか。ＦＩＭは少し難しいのでフローチャートも載せておきます。

本来ＦＩＭは一八項目のセルフケア能力を評価するものです。

正直、私もすべてを正確に評価できません。

よく使うのは歩行、移乗動作、トイレ動作くらいです。あなたに知っておいてもらいたいのは、このＦＩＭの考え方(概念)です。

これで患者さんの能力を詳細に把握できますし、患者さんの満足度が圧倒的に上がるので、難しく考えずぜひ使ってみてください。

column 患者さんは人生で最も苦しいときに看護師に出会う

病棟で働いていると、毎日、何人もの患者さんと関わります。

そのたびに看護師である私たちは「熱を測る」「体を拭く」「トイレに連れていく」「検査をする」など、看護業務を行います。これは私たち「看護師の日常」です。

一方、患者さんにとっては、病院に入院しているいまの状態は、"非日常"です。

患者さんは、少し前まで家でふつうに生活をしていました。数週間、数か月、入院治療をすればまた元の生活に戻ります。つまり、看護師は患者さんの"人生の一場面にだけ関わる"仕事なのだということです。

「何で自分がこんなことになったのだろう」
「この苦しみはすぐに消えるだろうか」
「自分でできるようになるだろうか」
「早く良くなって家に帰りたい」

患者さんは、痛みや苦しみ、悩み、そして不安を抱えています。

あなたにも人生の苦しい経験があるはずです。大失恋、親友との喧嘩、家族や大切な人との別れ、人に裏切られた、夢を失った。

そんなとき、大なり小なり、支えてくれた人がいたのではないでしょうか。また、いてほしいと思ったのではないでしょうか。

苦しいとき、悩んでいるときに支えてくれる人がいることは、本当にありがたいものです。

一言の声かけでも、背中をさすってあげるだけでもよいのです。病気と闘って苦しい思いをしている患者さんを、あなたが支える意味は大きいのです。

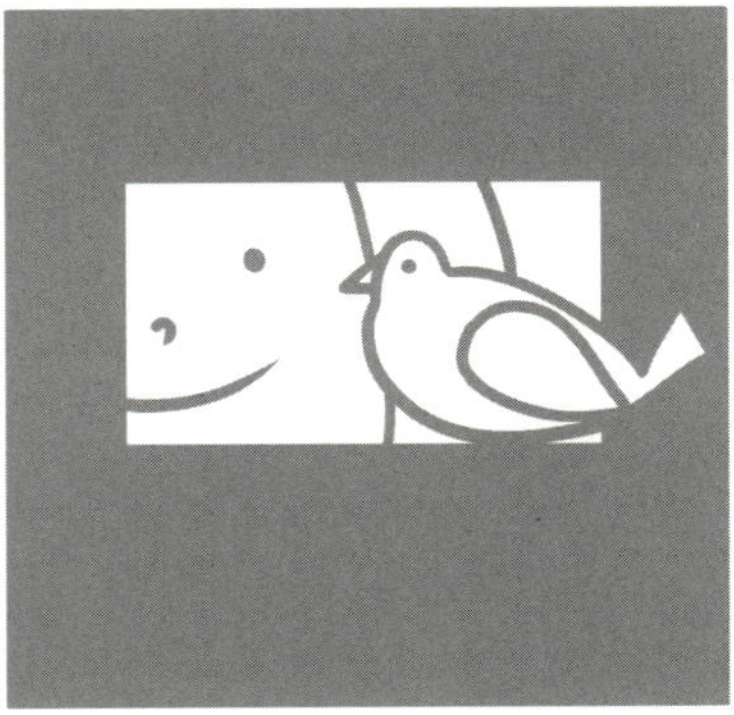

第 5 章

先輩看護師の気持ちを
わしづかみにしよう

29

先輩の指導の意味を知りたいです

キーワード

先輩の指導の裏には意図が隠れている

新人看護師が先輩から同じ指導を何度も受けている姿を見かけます。

「時間がかかり過ぎているよ」
「注射実施のサインが抜けていた」
「ちゃんと情報取れてないよ」

そんなふうに、先輩たちは結果だけをフィードバックし、新人看護師に伝えることが多いようです。

しかし、新人看護師は指導の意図がわからないものです。

では、どうしたら先輩の意図を汲むことができるでしょうか。


これは実際にあった事例です。

先輩から「全部申し送りをしなくていいよ」と指導された新人は、次から「変わりありません」と申し送るようになりました。きっと「もっとシンプルに申し送る方がいい」と指導されたと解釈したのでしょう。

翌日、別の先輩から「もっと具体的な情報を申し送ったほうがいいよ」と指導を受けました。

新人は混乱してしまいました。


しかし、この二つの指導には視点の違いがあります。

先輩から「○○しなさい」といわれたら、言葉をそのまま受け取らずに、その言葉の裏にある根拠や理由を考えることが大切です。

一つ目の指導の意図は〝時間短縮の視点〟です。

「全部申し送りをしなくていいよ」というのは、言い方を変えれば「大切なことだけに絞って申し送りをしないと、二人ぶんの時間が失われるよ」という意味です。

二つめの指導の意図は〝判断に必要な情報を伝えるという視点〟です。「もっと具体的な情報を申し送ったほうがいいよ」というのは、「変わりありません」は主観的な判断なので、「客観的に判断できる情報が必要だよ」という意味です。

その両方の視点を合わせると、〝その患者さんに必要な情報や問題点を厳選して申し送る〟ということになります。どうしても先輩の言葉の意味がわからないなら、自分なりの解釈をまず伝えて、率直に相談してみてもよいでしょう。

「どんな情報を申し送ったらいいですか」
「必要な情報が抜けていないか心配です」
「何か目安になる基準はありませんか」

という感じです。

このように、先輩の指導の意図を漏れなく汲めるようになれば、きっと成長も早くなります。

30 先輩から好かれる方法はありますか

キーワード

相手を大切にしたぶんだけ、あなたも大切にされる

突然ですが、あなたは〝返報性の法則〟というのをご存知でしょうか。
人は相手から何かをしてもらうと、借りができたと感じ、お返しをしたくなるという法則です。

基本的な考え方として、キブ(与える)する人は相手から好かれるし、テイク(受け取る)ばかりの人はやってもらって当たり前と考えているので、相手から嫌われる傾向にあります。
今回は、この法則を、職場での人間関係に応用しようという話です。

例えば、自分の方から笑顔で挨拶をしてみてください。

すごく簡単なことですが、実行しない人が多いため、圧倒的に効果的です。

看護の現場でも同じです。

自分の担当患者さんのことだけでなく、同じチームの先輩の周辺業務も一緒にやってあげます。

いつもフォローしてもらっている先輩に対し、自分にできることでお返しするので確実に評価は上がります。


他にも、新人看護師のギブの例をご紹介しましょう。

私が実際に経験したことです。


年末になると、自主的に全先輩のレターケースに年賀状を入れる新人看護師。

入社三か月目に担当の先輩にお礼の手紙を送る新人看護師。

どちらも、新人看護師が主体的に考えて、行った行動です。

先輩看護師であった私は、驚きと共に嬉しかったのを覚えています。

日常のギブだけでなく、サプライズ感のあるギブは、あなたの〝魅力〟として先輩の目には映ります。

また、〝単純接触効果〟という法則もあります。

接触する頻度が多いほど好意を持たれるという法則です。

つまり、先輩に〝こまめに報連相〟をすればするほど、好かれます。先輩に可愛がられると、丁寧な指導、温かな雰囲気、良質な情報が確保され、自然と成長する環境が整います。

新人看護師は、できないことも多く、すぐに〝信頼される人〟にはなれないかもしれません。

しかし、誠実な〝信用される人〟にはなれると思います。不器用でも、一生懸命な人は信用され、大切にされます。

何においても人に好かれるというのは大切な技術です。何か一つでもいいので、あなたの魅力を発揮して、先輩から「一緒に仕事がしたい」と思われるあなたになってみてください。

31

どの先輩の指導を信じればいいですか

キーワード

あなたは指導者を選ぶ権利がある

あなたがいる病棟には多くの先輩がいて、それぞれに改善策をアドバイスしてくれます。

A先輩からは「仕事はＴｏｄｏでやることが書いてある○○シートを使うといいよ」といわれ、B先輩からは「仕事は時間軸で書いてある△△シートを使うといいよ」といわれました。

それぞれどちらの理由を聞いても、もっともらしく聞こえます。

では、どちらの先輩の指導を受けていけばいいのでしょうか。

まだ経験値が少ない新人看護師には、どの先輩の方法が効果的で、正しい結果が得られるのかわかりません。しかもいろんな先輩がいて、それぞれに思い思いの指導をします。

どの先輩がいいかは、あなたにとってわかりやすく、やる気も出て、なおかつ、結果が出る先輩を意識的に選ぶことです。経験値が増えてくれば、それぞれのアドバイスから、自分にとって好ましい要素を取り出すことができます。

前提として、アドバイスしてもらったことはまずはやってみるという姿勢が大切です。

でも、スッと納得できないアドバイスは、〝一つの視点〟であるというふうに捉えてみてください。前向きなアドバイスではなく、あなたの尊厳を大切にしないような指導であれば、「この人から見ると私の行動はこんなふうに映るのだな」と思うくらいでよいでしょう。

大切なことは、複数のアドバイスを聞き分ける基準を持っておくということです。

この人は〝参考意見〟として話を聞く相手、この人は〝考え方や方法を教わるメンター〟としてついていく相手、とその違いを認識することが大切です。

私も新人の頃は、余裕もなく、十分に理解もできないので、先輩の指導を取り入れる量を、その都度、自分なりに調整していました。

「今回は自分が納得できたところだけ取り入れてみよう」
「いまは精神的に余裕がないから半分だけ取り入れよう」
「今回は頑張れそうなので八割取り入れよう。」

という感じです。

もちろん自分勝手ではいけませんが、自分を守るためにも微調整すればよいのです。

「あなたには指導者を選ぶ権利がある」

この点だけは忘れないでください。あなたの職場に素敵な先輩が多くいるといいですね。

32 先輩にどう指導を受けたらいいですか

キーワード

相手に配慮するほどあなたは成長できる

社会人になると、学生時代のように日程や方法を自分のペースで決めることができなくなります。

例えば、担当の先輩から課題レポートの指導を受ける日を調整するとします。

ついつい言ってしまうのが「私はいつでもいいです」「今日はどうですか」という提案です。

「いつでもいい」は、選択肢をすべて先輩看護師に投げたようなもので、日程調整はすべて先輩が行わなければなりません。

「今日はどうですか」は、先輩の選択肢がイエスかノーしかなく、決定権を新人が持っているので失礼にもなるし、場当たり的な調整から日程が合わず実現しないこともあります。

効果的なのは、「一五日と一八日、二〇日は先輩も私も日勤です。また先輩のいい日を教えてください」と可能な候補日をいくつか提示することです。選択の自由も適度にあり、候補日から選べばいいので、先輩は助かります。

先のギブの話と同じですが、相手が助かるかたちにすることで、先輩はあなたを配慮のある新人だと評価することでしょう。

大切なのは、〝自分中心の視点〟から〝相手中心の視点〟が持てるように成長することです。

また、指導を受ける姿勢自体でも、悩む人がいるかもしれません。

「わからないから質問をしたら怒られました」

「いつも自分で考えてといわれます」

という場合です。

いろいろな状況と関係性があるので、一概にはいえませんが、一つ考えられることは、「わかりません」「どうしたらいいですか」と相談するより、

「私はこう考えたのですが、この判断で正しいでしょうか」

「調べてみたのですが、この点がわかりません。教えていただけませんか」

「見学したいです。あとで必ず復習しますので、注意点だけアドバイスいただけないでしょうか」


というかたちで、事前に考えてみた上でアドバイスを受けたい旨を伝えたほうが効果的です。

ポイントは、あなたの「努力」と「意欲」がどれだけ先輩に伝わるかということです。

指導といっても、結局はコミュニケーションの問題がほとんどです。

〝どう受け止めたのか、反応をしっかり返すこと〟〝指導のあとに感謝を伝えること〟など、あなたが意識的に行うだけで、先輩との良い関係が築かれるのです。

33

先輩にもっと教えてほしいです

キーワード

可愛がられる新人が最も成長する

看護学生のとき、優しい先輩がいっぱいいて、素敵な看護師ライフが始まることを思い描いていたかもしれません。しかし、実際の看護の現場は、厳しい先輩に「なぜそこまでいわれる必要があるの」と、理不尽に感じることもあると思います。

「私にだけ教えてくれない」
「平等に教えてくれない」

良いか悪いかは別として、十分に起こり得ることだと思います。

もちろん基本的な新人教育はどの職場でも、平等に行ってくれると思います。

しかし、各部署に配属されたあとは新人教育に差が生まれます。

現場では〝仕事ができるかどうか〟が最も重要な基準です。現場の新人教育は、〝患者さんのために役立つ看護師〟を育てるためのものです。

お金を払って通う看護学校ではなく、あなたは看護サービスを提供し、お金を受け取るプロになることが求められているのです。

新人であれば、すぐに仕事はできないけど「将来成長しそうだ」と、そう先輩から思われると、〝大切にしたい〟〝育てたい〟〝もっと教えてあげたい〟と感じてもらえます。

では、先輩から将来成長しそうだと思われる要素は何かわかりますか。

〝成長しやすい人〟と〝成長しにくい人〟には次のような違いがあります。

成長しやすい人は

- 自分のことだと思って話を聞く
- 喜び上手
- 仕事や人の良かったところを見る
- 言われたことをすぐに実行する
- 言われたこと以上のことをやる
- 相手目線で考える(気配り上手)
- まだできなくても「前より良くなった」と思う
- 繰り返し練習してから本番にのぞむ
- 考え方を重視する
- 先輩の話しの意図を読み取る
- トラブルが起きたときに自己責任で考える
- 経験豊富な講師や、あこがれている人に直接聞く
- 「何とかする」と考えている
- 伝えるときは、数字や具体的な固有名詞で表現する

成長しにくい人は

- 人ごとだと思って話を聞かない
- リアクションが薄い
- 仕事や先輩をジャッジする。人の批判ばかりする
- アドバイスを受けても「でも」と言ってやらない
- 言われたことさえやらない
- 自分目線で考える(自己中心)
- できないと「私はやっぱりダメなんだ」と思う
- 練習をほとんどせずに本番にのぞむ
- テクニックを重視する
- 先輩の話しの言葉尻をとらえる
- トラブルが起きたときに他人のせいにする
- 友達に相談する
- 「何とかなる」と考えている
- 何かを伝えるときは、抽象的に表現する

- ●見た目(笑顔、身だしなみ、姿勢)を重視する
- ●ハキハキとしゃべる
- ●「していただけますか」と笑顔でお願いする
- ●失敗を怖がらずにどんどんやる
- ●セミナーで、何としてでも前に座る
- ●社会人の常識で行動する
- ●一人で行動する
- ●周り(一所懸命勉強している人)の目を気にする
- ●目の前の作業を全力でやる
- ●1ヶ月、3ヶ月、1年、10年後を見越して行動する
- ●早く遊びたいから、早めに勉強をし、終えようとする
- ●試しに行動してみる
- ●「どうしたらできる看護師になれるのか?」を考える

- ●「中身が大事」と言って、見た目を軽視する
- ●ボソボソとしゃべる
- ●「してもらってないのですけど」とムっとして訴える
- ●失敗を恐れてやらない
- ●セミナーで、前が空いていても後ろに座る
- ●学生の常識で行動する
- ●みんなと行動する
- ●周り(身近な友達)の目を気にする
- ●目の前の作業は重要でないと手を抜く
- ●今しか見えずに行動する
- ●まだ遊んでいたいから、勉強をあとまわしにする
- ●自分が納得するまで行動できない
- ●自分はできる看護師になれないのでは?」と考える

渋谷文武 著 『カリスマキャリア講師養成講座』「講義資料編2〈就活本番3〜4年〉内定のとれる人、内定のとれない人」を改変。

あなたはいくつ当てはまりましたか。
あまり当てはまらない…という方も、落ち込む必要はありません。

言われたことをすぐに実行する
繰り返し練習してできるようにしてから本番にのぞむ
経験豊富な講師や、あこがれている人に直接聞く
セミナーで、何としてでも前に座る
目の前の作業を全力でやる
試しに行動してみる

など、すぐ実行できそうなことから行ってみてください。きっと結果が変わってきます。
先輩に、「あなたにもっと教えてあげたい」「一緒に働きたい」と思わせる姿勢を一つずつ身につけていきましょう。

column

同期メンバーとは何度も飲み会に行くな

いつも同期や同じメンバーで飲み会に行く新人がいます。

毎日の仕事が大変なので、悩みを打ち明けたり愚痴をこぼしながら、励まし合い支え合うことができ、看護師一年目を乗り切るという意味では、これ以上に大切なつながりはないのかもしれません。

私も同期と連日ファミレスで課題などをやっていました。同期がいないなら、看護学校の同級生でもいいと思います。他の病院の状況を聞くのもいいですね。

とはいえ、同じメンバーで繰り返し集まることは、新しいインプットが得られにくいというデメリットもあります。ここで提案したいのは、あなたがもう一つステップアップするための飲み会への参加です。

プライベートの限られた時間とお金を成長のために投資するという視点からの飲み会です

私がおすすめするのは、

深い話をするため少人数で行く
結果を出している先輩と行く
医療に限らず他職種の人と行く

という（視点）基準です。

人生は選択の連続です。誰と多くの時間を共有するか。その選択が、未来の結果となって現れます。

もちろん、気持ちの許せる同期たちとの飲み会は貴重なものです。しかし、それだけだと新しい視点を得ることができません。ステップアップのための飲み会を持つ、青年らしく“成長”という視点でいろいろな選択してみてください。

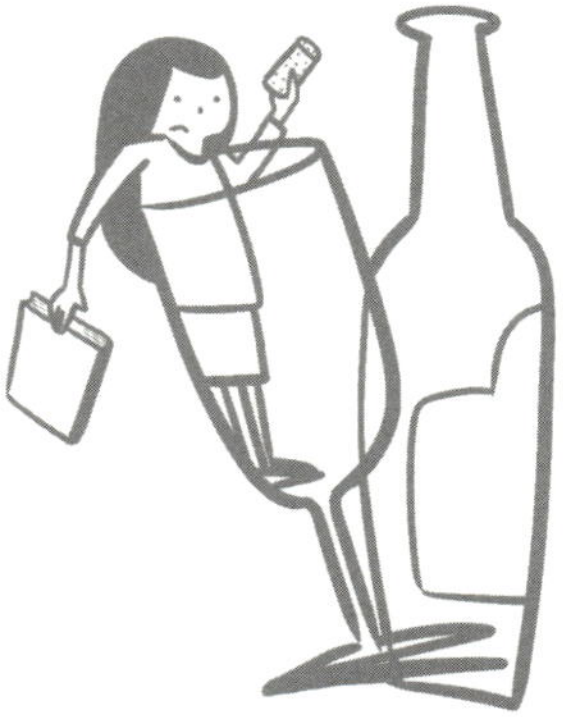

第 6 章

看護の質を圧倒的に高めよう

34

努力を認めてもらう方法はありますか

キーワード

新人看護師はまず努力の軸から挑戦する

新人看護師の一年間は本当に大変です。

私自身、毎日三つも四つも注意され、インシデントを何度も起こしていました。

自分なりにすごく頑張っているのに、上手くいかないし、認めてもらえない。いま考えると不思議なくらい不器用な新人でした(いまでも不器用さは変わりませんが……)。

先日、新人の看護師と話をしていると、「これでも私は頑張っています」という言葉が返ってきました。

当然、すごく頑張っているのだと思います。ただ、頑張るというだけでよいのでしょうか。

仕事に限らず、評価は二つの軸で考える必要があります。

一つは「本気でやりました」という〝努力の軸〟、

もう一つは「目標を〇％達成しました」という〝結果の軸〟です。

患者さんの膀胱留置カテーテル挿入について、頑張って自己学習してきたあなたが、処置に挑戦したのに上手くいかず先輩が認めてくれません。

あなたは、自分の仕事をこの二つの評価軸でどう採点しますか？

「　　％の本気で準備しました」

「　　％ほど目標が達成できました」

〝努力の軸〟は、どこまで本気で自己学習とイメトレを繰り返して来たかです。

〝結果の軸〟は、どのくらい正確に、清潔に、安全、安楽に膀胱留置カテーテルを挿入できたかです。

きっと新人の頃は、経験値も少ないので、〝結果の軸〟の点数は低くなるでしょう

でも、〝努力の軸〟の点数は、本気で取り組めば上げることができます。

ストイックな人ほど〝努力の軸〟の点数が高くなる傾向にあります。

そして、さらにいうと、自分自身のことは〝努力の軸〟で評価しがちで、先輩は往々にして〝結果の軸〟で評価してくるということです。だからこそ、そのズレを無くすために二本の軸で評価するのです。

あとは、少しでも〝努力の軸〟で評価してもらえるように、姿勢を意識的に見せる必要があります。

あなたが努力を続ければ、〝結果の軸〟の点数は自ずと上がっていくはずです。

看護師人生は始まったばかりです。不器用でも努力を続けるあなたを応援しています。

35 患者さんに優しく接したいです

キーワード
敏感力と鈍感力のバランスを持つ

日ごろの看護業務は忙しいものです。そのため患者さんの訴えに丁寧に対応できないことがあります。認知症患者さんが急に立ち上がったり、不穏で大声を出したりすると、患者さんに優しくなれない自分がいて、自己嫌悪になったりします。

以前、こんな事例がありました。

心不全で入院してきた患者さんが、日中は穏やかに過ごしていましたが、夕方からせん妄状態になって、「あ～手足が痛い」「起こして～」「苦しい～」と大きな声で叫び続けるようになりました。

準夜勤の新人看護師は、一生懸命関わったのでしょう。

しかし、指示の薬剤を使っても、頑張って声かけをしてそばに付き添っていても、患者さんの状態はまったく改善しなかったようで、「勤務の前半は愛護的に頑張って関わったのですが、限界でした…」と、申し訳なさそうに私に報告してきました。

正直に心情を話してくれたことに感謝しつつ、「何もできなくてもあなたは何も悪くない」と私は指導しました。

「患者さんの改善のため一つでも二つでも手を打っていく姿勢が素晴らしいと思うよ」と伝えると、少し救われた表情をしていました。

不穏の患者さんに忍耐強く接しても、何も改善しないことはよくあります。

患者さんから苦痛の訴えを繰り返し投げかけられると、訴えが要求と感じられ、辛くなることがあります。忙しい中で何度も何度も訴えてくる、そうなると患者さんが加害者、看護師は被害者という構図となって、反対に看護師が患者さんの悪口を言い始めることにもなりかねません。

そうなると看護はできません。

そんなとき、いい意味で割り切ることが必要です。

繰り返し「苦しい」と訴えてくるなら、「苦しいですよね」と患部をさすってあげましょう。

急に立ち上がる患者さんには、強い言葉を使わずに、「何かしたいことがありますか」と問いかけてみましょう。

患者さんの苦痛の訴えを、責められていると受け取るのではなく、問題を冷静に分析し、「痛み止めが効かないだろうか」「安楽な姿勢はないだろうか」と改善策を考えてみましょう。

看護という仕事は尊いものですが、患者さんの苦痛と向き合う作業は大変なストレスを伴います。

「敏感力」は、相手を守る力。「鈍感力」は、自分を守る力だといわれています。

患者さんに優しく接するためには、実は、その両方が大切なのです。

あなたは悪くない。患者さんとのちょうど良い向き合い方を身に付けられるといいですね。

36

先輩のようにわかるようになれますか

キーワード

看護の技は細部に宿る

看護師一年目は、覚えることが多くて本当に大変だと思います。多すぎて嫌にもなるかもしれませんが、日々の看護の中で「わかった」という体験もたくさんあると思います。

「わかった」ときは、すごく嬉しくて、次に頑張るエネルギーが湧いてきます。しかも、先輩が一緒に喜んでくれたら最高ですよね。

看護師を続けていくと、患者さんのパターンが見えてきます。

この疾患なら〝こんな治療をする〟〝こんなニードの不足が起こって〟〝こんなケアをすればいい〟

というような感じです。質の高い安定したケアを提供できる反面、いわゆるマンネリという状態にもなります。

しかし、ベテラン看護師の中には、いつまでも「結果に対する細部へのこだわり」を持ち続ける方もいます。

例えば、認知症患者さんへの関わりに必要な技術は、目線を合わせるだけではありません。

入室する前にドアをノックして音で認識させる
遠くから視界に入りこちらの姿を認識させる
正面から患者さんの視線をつかむ
見当識を補うため「朝ご飯ですよ」と状況を認識させる
持続性注意障害があるので、声掛けや視線により注意をつかみ続ける
ケアの際は背中や体幹など鈍感なところから先に触る
繰り返しポジティブな言葉を問いかける

こんなふうに、一つひとつ意図的な看護を込めていきます。

ベッド挙上の一つをとっても同じです。

体の引き上げが不十分な場合、腰で座るかたちになるので、前湾している腰椎が過剰に伸ばされ、脊髄を刺激してしまいます。

また、ベッド挙上の際に背部の摩擦で上方にズレが生じることでさらに負担がかかります。

教科書的にいえば、引き上げと足元を挙上してから、頭元を挙上することくらいしか書いてないと思いますが、患者さんの安楽を追求していくと手順が変わってきます。

最初に頭元のベッドフレームの高さを二〇度程度挙上する

頭一つ飛び出るくらい引き上げることで骨盤の位置を合わせる

足元を挙上する

頭元を挙上する

頭元が八〇度まで上がったら足元を下げる

こんな感じです。

以前、頸髄損傷の患者さんに、この方法でベッド拳上したところ、「こんなに楽に座れたのははじめてです。もっと早く知りたかった」といっていただきました。

それまでふつうの拳上方法では、痛みや神経症状が出て苦しんでいたようです。

「えっ、そこまで考えてやるの？」とあなたは思うかもしれませんが、ふつうにそこまで考えます。

あなたも看護師一年目が終わる頃には、毎日の「わかった」が減ってきます。

そのときは次のステップである「結果に対する細部へのこだわり」を始めてください。

あなたが成長すれば、本当に多くの患者さんが助かります。

そして数年後、次の後輩にあなたの看護を「魅」せてあげてください。

37 看護師を続けていくコツはありますか

キーワード
仕事の動機は自分×相手×社会・未来のために

「もう疲れました」
「看護師を辞めたいです」

一度はそう思った新人看護師も多いのではないでしょうか。

新人の初年度の離職率は七・八％（一九九床未満の病院では一〇％超、個人病院であれば一七・六％にもなる：日本看護協会広報部二〇一五年）と高く、胸を張って新人を受け入れられる病院は少ないのが現状です。

そんな中、看護師を続けていくためには、あなたの中に強い動機を持つ必要があります。

〝手に職を付けたい〟〝お母さんが喜ぶから〟〝小さいころ助けてもらったから〟〝患者さんの苦痛を取り除きたい〟〝研修医と出会いたい〟〝被災者の役に立ちたい〟〝病者と関わることで死生観を深めたい〟と挙げていけば、本当にいっぱい出てきます。

またもっと身近な動機としては、〝仲の良い同期がいるから〟〝先輩の恩に応えたい〟〝負けたくないから〟というのもあるかもしれません。

〝看護師をしている理由〟が多い人ほど、頑張るエネルギーが生まれ、看護師の仕事を続けることができます。そして、その動機の組み合わせによって一流の看護師としても成長していけるようになります。

仕事の質を決める動機のポイントは、〝自分のため〟〝相手のため〟〝社会・未来のため〟という、三つの軸を揃えることです。

自分のためは、〝この仕事が好き〟〝給料がいい〟〝専門技術を磨きたい〟〝人に認められたい〟などです。

人のためは、〝患者さんの苦痛を取り除きたい〟〝いざというときに家族の健康を守りたい〟〝被災者の役に立ちたい〟などです。

社会・未来のためは、〝所属病院に貢献したい〟〝過疎地域の高齢者を支えたい〟〝後輩のために知識や経験を伝えていきたい〟などです。

自分×相手×社会・未来という三つの動機の軸が揃っている人は、ブレることなく成長していきます。

少しずつでもいいので、仕事もプライベートも含め、体験を大切にしながら素敵な看護師になってください。

38

どんな行動を心がければいいですか

キーワード

できる新人の基準値は、高いなぁ!!

同じ指導をしても反応は様々で、ときどき驚くほど素晴らしい反応を示す新人がいます。

患者さんへの食事の座位姿勢を教えると、数日後に「試してみました」「座面の高さと関節の角度を調整してみたのですが、姿勢が安定しません。何かいい方法はないでしょうか」といった相談がありました。

私は、体幹が不安定なときは、車椅子と背中の接地面を増やすことで摩擦が増加し、姿勢が安定することを伝えました。その後、クッションを縦に入れることで患者さんの姿勢が安定したようです。

また、ＯＪＴの前までに家で資料を暗唱できるまでイメトレするように伝えると、「はい、やってみます」との返事です。

実際に取り組んでくれたようで、当日、脳血管撮影の流れや必要物品を覚えており、担当の先輩看護師からの質問にも答えられ、褒められていました。

直接的な指導担当でもなかったのですが、日頃からいろいろ質問をしてくる新人もいました。打てば響くし、自分の方から積極的に学びを求めてきます。

見込みがあると思い、おすすめの本を渡すと、一週間後に、「内容を少しまとめてみました」とレポートを見せてくれました。

こちらの伝えたことを素早く実践し、その結果のフィードバックがある。しかも、期待以上の行動で返してくれる。本当に嬉しいです。そうした人は積極的な姿勢と相まって驚くほど成長が早いです。

こんな素敵な後輩は何があっても大切にするし、自分たちが数十年かけて培った知識や技術を、すべて譲ってあげたいと思います。さらに、やる気のある後輩には、少しハードルを上げて指導していきます。

どんどん教えると共に、オープンクエスチョンで考えさせ、視点を広げるコツを伝えていきます。

ではこの新人看護師は他の新人看護師と何が違うのでしょう。

圧倒的に「基準値が高かった」のです。

正直、この新人は決して器用でもないし、学歴が高いわけでもありません。入職したての頃は、他の先輩看護師からは「仕事が遅い」「反応がわからない」「成長が遅い」といわれてもいました。

半年が過ぎたころでしょうか。まわりの評価も変わってきました。

〝自分から質問や相談にいくこと〟〝指導を素直に聴き実践すること〟しかも、ただ実践するだけでなく、〝報告に加え＋αの行動まですること〟

遅咲きで、少し控えめな新人ですが、これがこの新人にとって「当たり前の基準」だったということです。

あなたにとっての当たり前はどのような感じでしょうか。一度立ち止まって、自分自身の当たり前の基準値を見直してみてください。

自分の中の基準値を高める方法は「自分でそう決める」ことです。ぜひ挑戦してみてください。

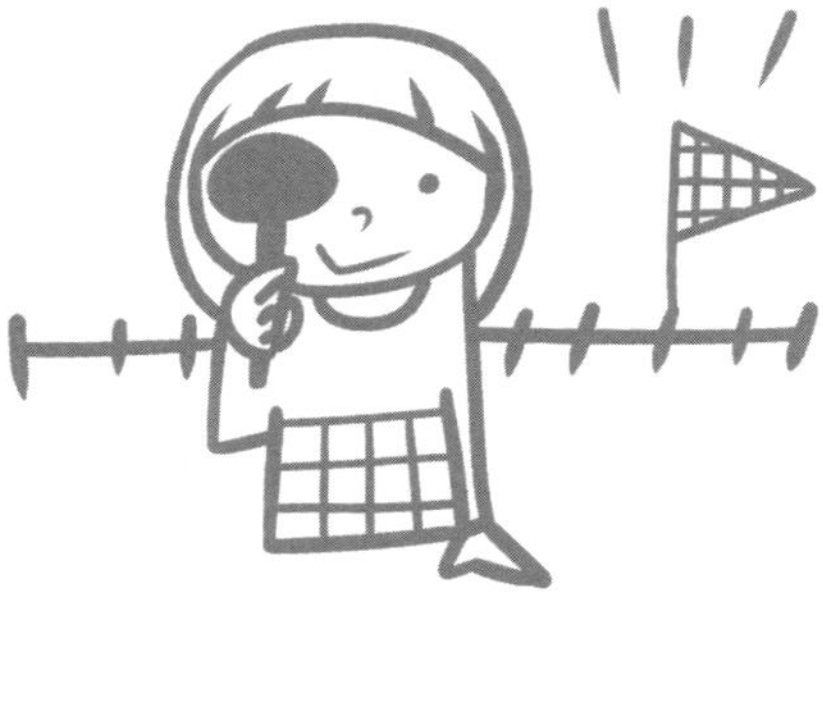

39 看護師に向いているか知りたいです

キーワード

努力した自分を否定してはいけない

「自信が持てない」「迷惑をかけている」「自分は看護師には向いてない」「才能がない」

周りの同期と比べて、自分だけ遅れている気がして、焦ってしまう。

新人の頃は、できないことが多すぎて、自己肯定感が下がっています。

しかし、不思議なもので、大変な仕事も、一年も経てば覚えることができます。そして三年も経てば看護師として、やっていけるようになります。人間の環境に慣れる力というものは、ありがたいものです。

本当の自信とは〝あの人より、自分の方が上だ。〟という意味ではありません。
他の人が一回でできることは、自分は三回やれば必ずできる、他の人が三回でできることは、自分は一〇回やればできないことはない、と不器用でも繰り返し練習すれば、最後はできるようになると自分を信じる心を〝自信〟と呼ぶのです。

確かに要領のいい人や器用な人はいます。でも、不器用な人の気持ちがわらなかったり、将来教える側になったとき、本質まで理解していないことがあったりもします。
私も明らかに不器用な人間で、いつもバカにされて大変苦労してきました。その代わり、人の何倍も努力して、全体像が見えるようになり、いろいろな対策や工夫を見つけました。

あなたは、なりたい理想の姿に向かって、スモールステップを毎日設定してみてください。どんなに小さくてもいいので勝ち癖をつけることが大切です。

ありふれた言葉ですが、昨日の自分よりも今日の自分。今日の自分よりも明日の自分。そんなあなたらしいオンリーワンを目指す一日一日であってほしいです。

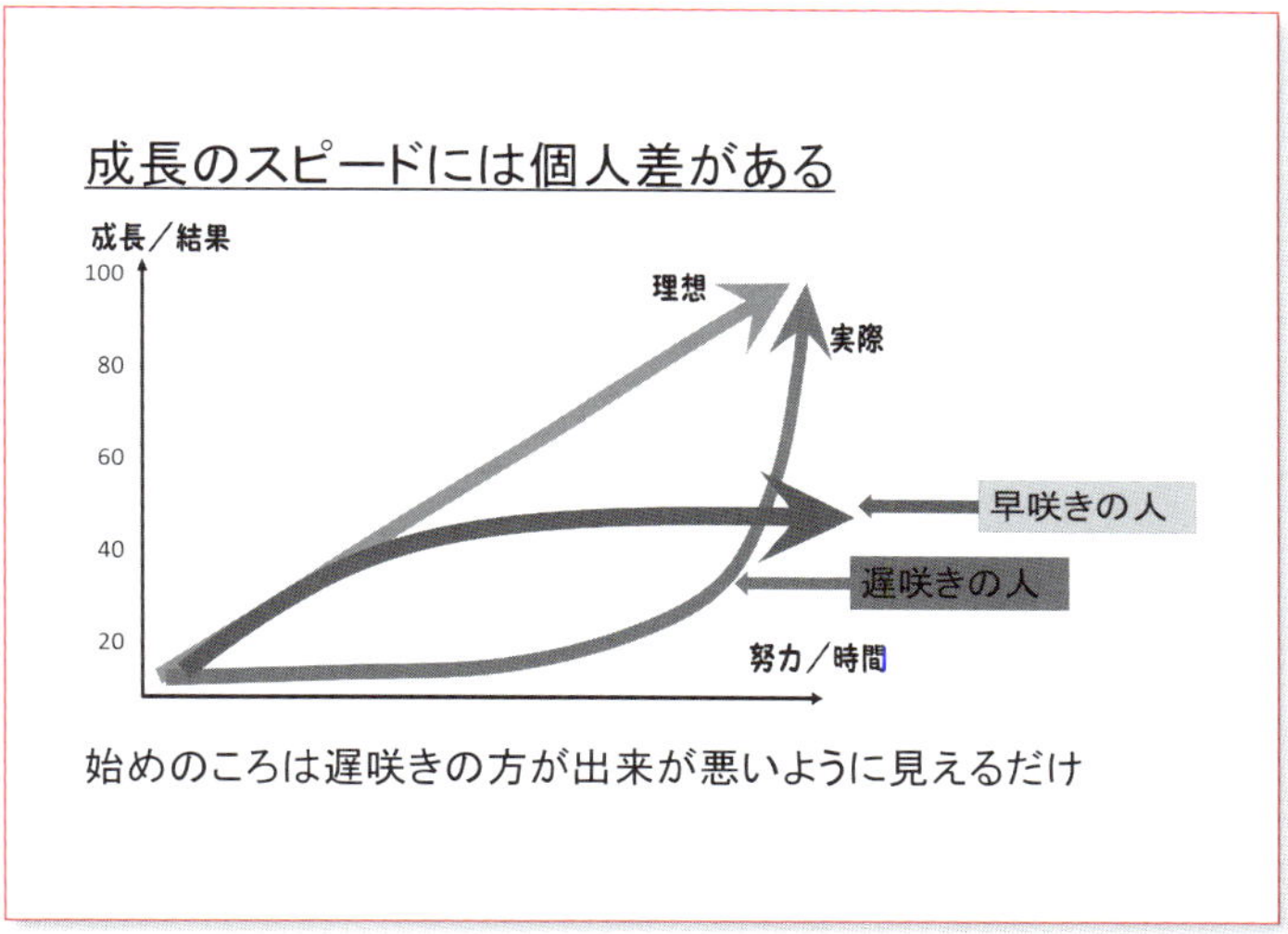
成長のスピードには個人差がある
成長／結果
100
80
60
40
20
理想
実際
早咲きの人
遅咲きの人
努力／時間
始めのころは遅咲きの方が出来が悪いように見えるだけ

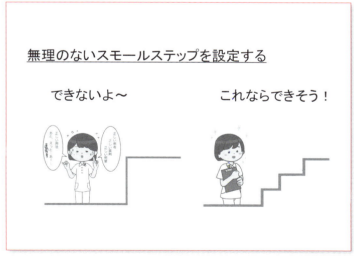

無理のないスモールステップを設定する
できないよ～
これならできそう！
正しい患者
正しい薬剤
正しい用量
正しい用法
あと、えっと…あー…

自分を大切にすると、自然とエネルギーが湧いてきます。もっともっと自分を励まして生きていいのです。

「自分だけは努力した自分を否定してはいけない」

この法則だけは忘れないでください。心から応援しています。

column 私を看護師にしてくれた患者さんたち

以前、私は特殊疾患療養病棟（難病）で働いていました。

いま思うと、私の看護観を最初に育ててくれたのはその方々でした。

自分のことがほとんどできなくなってしまった患者さんと接していると、当たり前だと思っていたことが当たり前でないということに気づかされます。

「顔についた髪の毛をとってください」

「涙を拭いてください」

「足の位置を一センチ右にしてください」

患者さんは、不快な状態を自分で解決することができません。看護における“気づき”の大切さを痛感しました。

看護師を長年やっているといろいろな患者さんと出会います。

レスパイトケアで、患者さんを自宅に送迎した際、長時間天井を見て過ごす寝たきりの患者さんのために、寝室の天井にお気に入りのタペストリーが飾ってありました。

「ご家族はそこまで患者さんの立場で考えられるのか！」

と驚きました。

私を信頼してくれたＡＬＳの患者さんの訴えをわかってあげられず、悔しさと申し訳なさで涙したこともありました。

他にもたくさん体験しました。

癌終末期の患者さんと、自宅への数時間の外出したこと。癌終末期の患者さんの死後処置を、ご家族の希望で公休の夜中に呼んでもらい、ご家族と一緒に行ったこと。難病の人工呼吸器装着患者さんを、多職種と何度も打合せをして、環境を整え、自宅退院できたこと。脊髄損傷患者さんと介護タクシーでカラオケに行ったこと。脳卒中患者さんの早期リハをご家族と一緒に計画し、退院後にご家族からお手紙をいただいたことなど、本当に多くの出会いがありました。

また、後悔したこともあります。

脳動脈瘤の予防的手術を受ける男性の患者さんと奥様です。笑顔の素敵なご夫婦でした。私ともお互いに声をかけ合う良い関係でした。

しかし、手術の合併症で右手足に麻痺が出てしまい、患者さんは、徐々にリハビリへの意欲を失っていきました。それでも、奥様は車椅子に移乗させせようと介助しています。そのうち、危ないから一人でやらないようにと看護師から注意されるようになってしまいました。

私は無力感から「チームが違うから……」と自分に言い聞かせ、訪室することができませんでした。

認定看護師になる前のことですが、思い返すたびに後悔の念にさいなまれます。

新人の頃は、仕事に慣れることで精一杯だと思います。最初の一年目で記憶に残るような素晴らしい関わりはできないかもしれません。しかし、あなたの積み上げた知識と経験が、次の患者さんを救う力になります。いまの大変さに挫けずに、未来の患者さんのために成長を続けていってください。

「あなたがいてくれて良かった」と、そういってもらえる存在になってほしいと思います。

MEMO

第7章

看護師としての自分を見つめてみよう

40

意地悪な先輩をどう受け止めたらいいですか

キーワード

先輩を理解し、関係を戦略的に構築する

「伝えたいことは何?」

「なんでこんなことしたの?」

「言い訳しないで」


実際の臨床現場でも、看護系の掲示板やツイッターでも、新人看護師が先輩から受ける数々のパワハラを目にします。私としては純粋に看護の大切さや技術について語りたくても、この問題は避けて通れないと感じています。

なぜ看護の世界では、新人を大切に育てる文化が根付かないのでしょうか。

一つの要因として考えられるのは、〝厳しく指導した方が育つ〟と本気で思っているということです。先輩からもそうされて来たし、それが当然だと思っています。

また、権力を悪用するお局様パターンもあります。お局様の影響力に怯え、自分の身を守るために新人に厳しく当たる中堅看護師もいるかもしれません。

人手不足や忙しさからくるストレスを、立場の弱い新人に発散する、好き嫌いという感情や変な仲間意識からきつく当たる、注意する行為は誰にとっても嫌なことなので、こわばって冷たく伝えてしまう。新人の仕事が心配で過剰に注意する、など様々なケースがあると思います。

でも、どんな病棟にも新人を大切に育てたいと思っている先輩はいます。

ただ、一方で先輩看護師も、〝教え方がわからない〟〝コミュニケーションに自信がない〟〝自分の知識やスキルが足りないと感じる〟というような不安を感じている場合があることも事実です。

それでは、意地悪な先輩看護師に、負けない方法はあるのでしょうか。

一つは、病棟師長、看護部長に相談するという方法です。

恐くて先輩不振になり、〝できない〟〝不安だ〟〝わからない〟〝余裕がない〟〝遠慮してしまう〟など悪循環になる前に、あなたがそこまで追い込まれている状況なのだと、相談してください。

上司に相談したら逆恨みされると、かえって心配になるかもしれませんが、看護部長室レベルでは、職員確保は至上命題ですので、新人教育を丁寧にしてほしいと思っています。


また、先輩看護師と新人看護師という役割を切り替えるという方法もあります。

新人看護師は手がかかります。でも、休憩時間や飲み会の場を活用して、趣味や家族の話、好きなドラマの話、ダイエットや健康、食べものの話など、仕事以外の話題を増やしていけば、職場の仲間という関係に変化していきます。人は接点を通じて相手を認識するので、利害や上下関係とは別の関係性を持つことが有効です。


また、〝先輩の名前を呼ぶ〟という方法も効果的です。

先輩は新人の名前をなかなか覚えないので、先輩の名前を覚えて、意識的に呼ぶようにすれば確実に覚えられ喜ばれもします。私は部署が変わるたびにスタッフの名簿と顔写真で覚える努力をしていました。

あなたが新人として扱われるのは、どんなに長くても一年間だけです。

この書籍に書かれた様々なスキルアップの方法を駆使して、どうか一日も早く病棟の中に居場所が確保できるように祈っています。

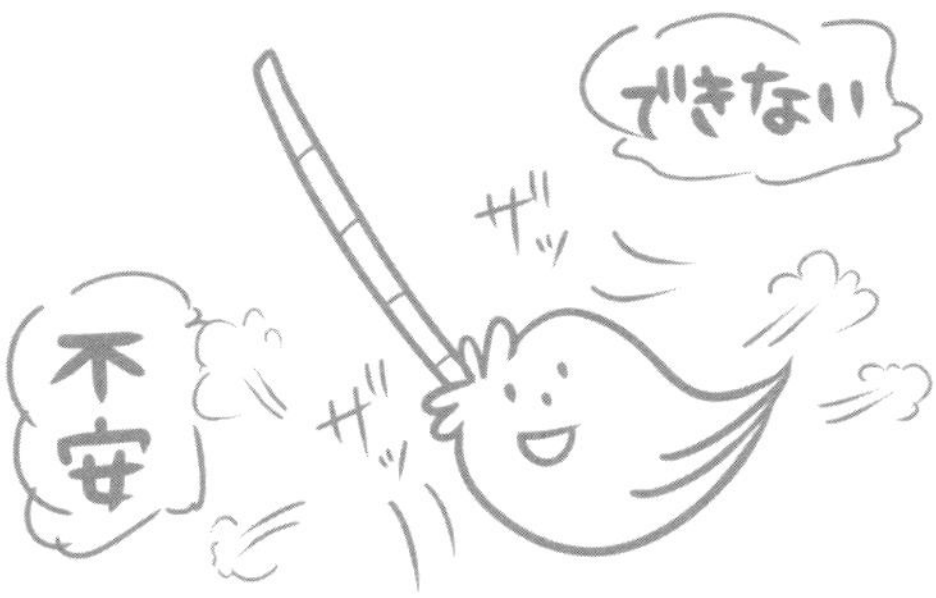

41

頑張れないときはどうしたらいいですか

キーワード

最終的にあなた自身の選択が正解

「相談する相手がいなくて辛いです」
「頑張っても認めてもらえません」

新人看護師として孤軍奮闘する姿を見ると、本当に心が痛みます。

「最近、すごく頑張っているね」
「○○ができるようになったね」
「フォローするから、次はこれに挑戦してみようか」

など、先輩が期待と励ましの言葉をかけてくれたらどれだけ嬉しいでしょうか。

もし、仲の良い同期や相談できる先輩がいないなら、「カンゴトーク」などの看護系掲示板やツイッターやオープンチャットで全国の新人看護師とつながるのもよいでしょう。

同じように頑張る仲間がいると、自分だけじゃないと思えます。いろいろなリソースを使って支え合えるといいですね。

毎年、新人を見ていると、いつの間にか表情が暗くなり、仕事に行かれなくなる人を何度も目にしてきました。苦しいというのは、防御機能がちゃんと働いている証拠です。〝頑張る〟と〝頑張れない〟のバランスが崩れそうになっていることを、自分の心と体が教えてくれているのです。

バランスが崩れる前に、自己学習の量を減らしたり、友達と愚痴を言い合う機会を増やしたり、天気の良い日には、程よく日光を浴びながら海や山の景色を眺めるようにしてみましょう。

仕事にブレーキを踏むことを周囲の先輩は非難するかもしれません。

でも、まわりの人は配慮や調整はしてくれても、あなたの人生の責任は取ってくれません。

あなたの一番の理解者はあなた自身です。〝頑張る〟と〝頑張れない〟の絶妙な線引きはあなたが決めていいのです。

辞めずに続けることで得られるモノもあります。でも、辞めないことで失うモノもあるかもしれません。職場を離れることは〝逃げ〟や〝甘え〟ではありません。

正直、その選択が良かったかどうかは、数年～十数年経ってみなければわかりません。

もちろん、誰にもわからない。だから自分で評価すればいいのです。

42 気持ちを切り替える方法はありますか

キーワード

気持ちを変えるなら、まずフレームを変える

看護師一年目のときは、余裕もなく、常に気が張っていることでしょう。なかなか気持ちを切り替えることができないかもしれません。

ここでは、気持ちを切り替えるのではなく、捉え方を変えるリフレーミング（reframing）という技術をお伝えします。

物事を見る視点のことを「フレーム」というのですが、フレームをもう一度ハメ直すことをリフレーミングといいます。不思議なことにリフレーミングを行うと、同じ物事であっても、受け止め方や感じ方が変わってきます。いままでかけていた黄色いサングラスを赤いサングラスに変える

と、見える世界が変わるような感じです。

例えば、業務をしていて「もう二〇分しかない」と焦るのを、「あと二〇分もある」と置き換えることで、落ち着いて判断することができます。

また「人見知りで人と話すのが苦手」という自分の性格を短所だと思っていたら、師長さんからは「黙々と仕事をしてくれるから信頼できる」と長所に捉えてくれていたりします。

はじめての介助も、「すごく緊張しているから、失敗するかもしれない」という思いを、「患者さんのために頑張ろうとしているから緊張して当然だ」と置き換えることもできます。

このリフレーミングを使えば、仕事の解釈も変えることができます。

先輩の指導について「私ばっかり注意される」という思いも、「強く期待されているから」と置き換えることもできます。残念ですが、「この人は変わらない」「何を言っても無駄」と思われたら、それこそ何もいってもらえなくなくなります。

「私は緩和ケアがやりたいから急性期は合わない」

という思いも、

「将来、緩和ケアをするために三年間だけ急性期を学んでみよう」

と捉えられれば、成長につながり、本当に将来に活かせるようになります。

看護の仕事は、毎日、時間に追われることが多いですが、間違いなく患者さんとご家族の役に立っています。

リフレーミングは「気の持ちよう」ではなく、視点の「フレーム自体を換える」作業です。

理不尽すぎる状況を無理やり置き換える必要はありませんが、いまいる場所で意味を見出すための心強い技術になると思います。

自分自身のこと、出来事や状況など、様々な場面で使えます。うまく使ってあなたの世界を変えてみてください。

43

自分の好きな分野で働きたいです

キーワード

必要な経験を複数に分けて体験する

よく看護学生から「どの部署を希望したらいいですか」と質問を受けます。

もちろん希望が通ることもありますが、実は入職時に限らず、希望の部署で働けない場合は多々あります。希望の診療科でないことで、やる気が湧かないこともあるでしょう。

近年は、高齢化が進み、医療費が足りなくなっているので、国では、これから五年、一〇年かけて急性期の病床を減らしていく予定です。急性期病院の看護師募集は減ると思われます。特に新卒の採用は即戦力にならないので確実に減るでしょう。

つまり、看護学校の成績や態度が優秀な人しか、急性期は採用してくれないということです。ですから、回復期や療養型の病院で経験値を積んでから二〇代のうちに急性期へ転職する、というのもいいかもしれません。

また、訪問看護など在宅系の求人がどんどん増えています。学校のカリキュラムも含め、新卒から訪問看護で働ける仕組みを作ろうと努力している状況です。ただし、訪問看護も小さいステーションが多く、なかなか教育体制が整わないと思いますので、一、二年はどこかで経験を積んでから訪問看護で働くというのも一つの方法です。

あと診療科などの選び方です。

急性期では、検査、治療、病状の変化があるため、解剖生理や病態生理、アセスメント力、診療の補助の力が付きます。

整形、消化器、脳外科、小児、ICUなど、診療科で学べるものも違ってきます。

回復期や療養型では、セルフケア援助や自立を目指す視点、細かい療養上の世話、在宅支援の力が付きます。また特殊疾患療養病棟では、難病の患者さんへの本当に繊細な配慮が身に付きます。緩和ケア病棟では、死生観について考えたり、痛みや倦怠感の緩和など安楽の視点が身に付きます。精神看護を身に付けたければ、精神科の病院もよいでしょう。

他にもいろいろな病棟や施設があるので、調べてみてください。

私は最初の九年は療養型の病院でセルフケアや業務全般を覚え、特殊疾患の方への繊細な配慮調整を学び、緩和ケアで多くの死と向き合いました。

次の一〇年で急性期病院に移り、脳外神経内科の手術・治療を学び、途中で認定看護師を取得し、救命救急病棟で重篤化回避、アセスメント、急変時対応、ERの初期対応などを学ぶという感じでした。

自分で希望したのは急性期の病院に移ったときだけですが、看護師という職種には本当に多くのフィールドが用意されています。

あなたは看護師一年目なので、まだ先のことはわからないかもしれません。でもイメージしてみてください。

どんな力を身に付けたいですか。
どんな患者さんに喜んでもらいたいですか。

環境によって人は成長しますが、患者さんに学ばせてもらうため、すべての看護経験を同時に身に付けることはできません。大切なことは、一〇年、二〇年の看護師人生を自分でどうコーディネートするかです。

看護師一年目は臨床の基盤ができる大切な時期ではありますが、すべてではありません。途中でいくらでも修正が効きます。

看護師は苦しんでいる患者さんとそのご家族に直接役に立てる仕事です。焦らず五年、一〇年という長い視野で知識、技術、態度を積み上げていってください。

column いじめる側が100%悪い

私は看護の現場に19年いますので、慢性的な人手不足から、先輩看護師も日々苦しみながら戦っていることもよくわかります。だからといって、新人をイジメるような先輩看護師は許せません。

大切なことは、あなたの尊厳を踏みにじる先輩看護師が悪いのであって、「あなたは100%悪くない」ということです。

「そんなこともできないの？」

「なに勉強してきたの？」

「看護師に向いてないよ」

そんな心ない言葉をかけられても、真に受ける必要はありません。そんな言葉を投げつけられたら、

「この先輩は弱い立場の人にこんな接し方をする人なのだ」

「心に余裕がない可哀想な人なのだ」

「自分の感情をコントロールできないのだな」

と冷静に分析して誠実に対応してください。

「すみません。頑張ります」

「勉強不足でした。復習してきます」

「不器用ですが、やる気はあります」

「頑張るので、看護師に向いているか3年後に再評価してください」

と、少し食い気味でもいいので、真っ直ぐ先輩の目を見て答えてください。

あなたは「負けてたまるか」と心に唱えて、先輩から知識を吸収すればいいのです。

間違っても、あなた自身で尊厳を傷つけてはなりません。相手がどんな対応をしてこようが、あなたが誠実に対応しているのであれば、あなたが悪いのではありません。

周りの心ある先輩は必ず見てくれています。

「いじめる側が100%悪い」

みんなで全国の職場に、そんな愛のある文化を根付かせていきましょう。

おわりに

あなたの成長を応援しています

新人看護師の皆さんは毎日の仕事、お疲れ様です。
また看護学生の皆さんは日々の勉強、お疲れ様です。
皆さんは、仕事や勉強が忙しい中でお読みいただき、本当にありがとうございました。

さて、私はわりと本を読むのが好きなのですが、学術書などは、すごく読むのが難しいと感じています。ただでさえ、本を読む人が減っているのに、学術書ではほとんど読めなかったりします。

この本は、コンビニに置いてあるビジネス書のように、「ちょっと手に取って読める感じにしよう」と最初から決めていました。

看護師一年目を効率的に攻略することに特化して、コツや心構えを書いていますが、だからといって、「看護はこれだけでいいのだ」と誤解しないようにしてください。

患者さんを支える、本当に質の高い看護を追及していくためには、先人たちの知識と知恵、そしてあなた自身の研鑽が必要なことはいうまでもありません。

あなたが看護師として自由に力を発揮できるようになるには、少なくとも三年くらい経って、仕事に慣れた頃からです。そのとき看護の楽しさもわかってきます。

患者さんを笑顔で支える力、技術で支える力、丁寧さで支える力など、どんな支え方でもいいと思います。あなたが大切にする、あなたらしい看護のかたちを探っていってください。

私は、直接指導することはできませんが、あなたの成長を信じて応援しています。そして、いつかお会いできる日を楽しみにしています。最後までお読みいただき、ありがとうございました。

MEMO

資料

見える化ツール

「見える化ツール」の使い方については
本文 223 ページをご参照ください。

新人看護師の一年間の経過目安

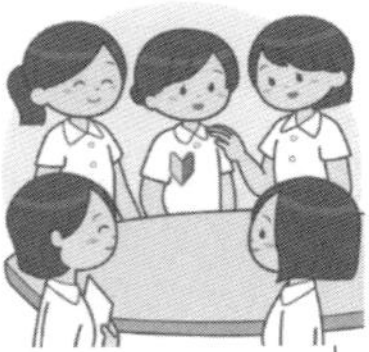

4月：シャドーから始まり、フォローが付いて
患者1～2人持ちが始まる
5月：フォローが付いて患者3～4人持ちに移行する
夏季休や、慣れない環境に体調を崩しやすい
6月：フォローが外れて、何かあればリーダーに
相談する形に移行する（7～9月のところもある）
※　4～6月頃が特に辛くて、「辞めたい」と感じる
新人が多くなる
7月：夜勤が開始される（早いところは6月。余裕のある病棟は9月以降
夜勤に入ってもフリー業務を中心にして慣れていくところもある
8月：少し重症な患者（術後、レスピ）も担当するようになる
療養型や地域包括ケア病棟だと最大12人持ちなどもある
9月：担当看護師制（プライマリー）開始。
10月：9月末でプリセプター制度終了のところもある。（プリセプターに加え、
更にベテラン看護師がエルダーとして担当して付くところもあり、
期間も1年間のところもある）
11月：フォローが外れ、慣れが出てくることでインシデントが増える
12月：出来ることは増えている分、先輩の要求も高くなる
1月：ゆっくりタイプの新人も同期との差が埋まってくる
2月：一人で出来ることも増え、少し自信が持てるようになる
3月：「もう2年目になるんだからね。色々教えてあげてね」と
先輩の目は次の新人看護師に90%以上移行するので、
急にチェックがされなくなる

※　上記の時期は、病院によって違う
多くの看護師を確保している病院はゆっくり
育ててくれる。人手不足の病院は独り立ちも早く、
担当する患者数も多い
※　そう考えると、夜勤導入が早すぎるのだから
同期より遅いからと悩む必要は全くない

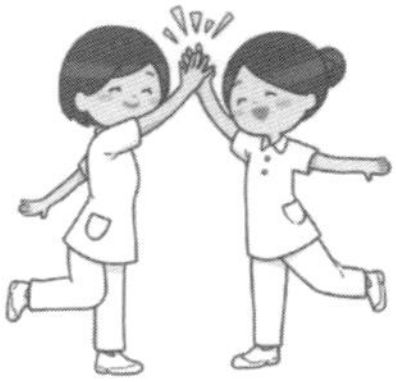

新人看護師の
リフレクションシート

見える化ツール

① 気になった関わりの一場面（患者さん・先輩等）

② その時に自分が感じたことは？

③ 良かったことは？　問題だったことは？
（評価には両面あることに気付く）

④ そう思った理由は？（自分なりに分析してみる）

⑤ もっと関わりを良くするためには？

※ この体験のサイクルを小さく回すことで
成長のスモールステップが習慣になります

今日の小さなPDCAサイクル

見える化ツール

① 今日の挑戦の理想的な状態は？

② 今日は最低でもどこまで目指す？

③ 挑戦した結果はどうでした？

④ どんな工夫をして、次はどこまで目指す？

月　日

今日の表情は？

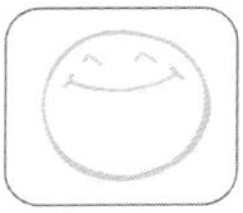

頑張れないときは
頑張らない！

24時間を効果的に配分する

見える化ツール

重要度 高

①消費
勤務、レポート、
睡眠、食事、休憩など

③投資
スポーツ、友人と語り合う
運転中の音声学習
家族との時間、勉強、セミナー
大好きな趣味、やりがいのある仕事

緊急度 高

緊急度 低

②浪費
無意味な飲み会
お付き合いで出かける
無駄な会議、移動時間
多くの電話、雑事

④空費
暇つぶし、ゴロゴロする、
ボーと見るTV、ネットサーフィン、
ゲーム、ながらSNS、ギャンブル
喫煙、無駄話

重要度 低

新しく入れる習慣は？

同等の減らす習慣は？

1日24時間は変わらない。②④を減らして、③の形に近づけよう

あなたの見える世界を変えたいとき

見える化ツール

① 体験をリフレーミングする　私は＿＿＿＿＿＿＿＿が出来ない
⇩ 私でも＿＿＿＿＿＿＿＿までは出来た

② 相手をリフレーミングする　先輩から＿＿＿＿＿＿＿＿と言われた
⇩ 私に＿＿＿＿＿＿＿＿になってほしい

③ 環境をリフレーミングする　今の私に＿＿＿＿＿＿＿＿は意味がない
⇩ 今だから＿＿＿＿＿＿＿＿は意味がある

目に映る世界の解釈を変えれば、心から頑張る力が湧いてくる

リフレーミング一覧

おとなしい	⇨	思慮深い	周りを気にする	⇨	心配りができる
こだわりが強い	⇨	自分の意見を持っている	面倒くさがり	⇨	こだわらない
変わった	⇨	個性的な	負けず嫌い	⇨	向上心がある
すぐ泣く	⇨	感受性豊かな	諦めが早い	⇨	気持ちを切り替えられる
つめたい	⇨	冷静な	飽きっぽい	⇨	新しいことに挑戦できる
頼りない	⇨	やさしい	陰口を叩かれる	⇨	注目を浴びる存在
融通が利かない	⇨	責任感と正義感が強い	空気が読めない	⇨	自分らしく自由である
理屈っぽい	⇨	物事を理路整然と捉える	付き合いが悪い	⇨	NOとはっきり言える

ポジティブな言葉を使うと、自分の強みも、相手の良さも気付ける

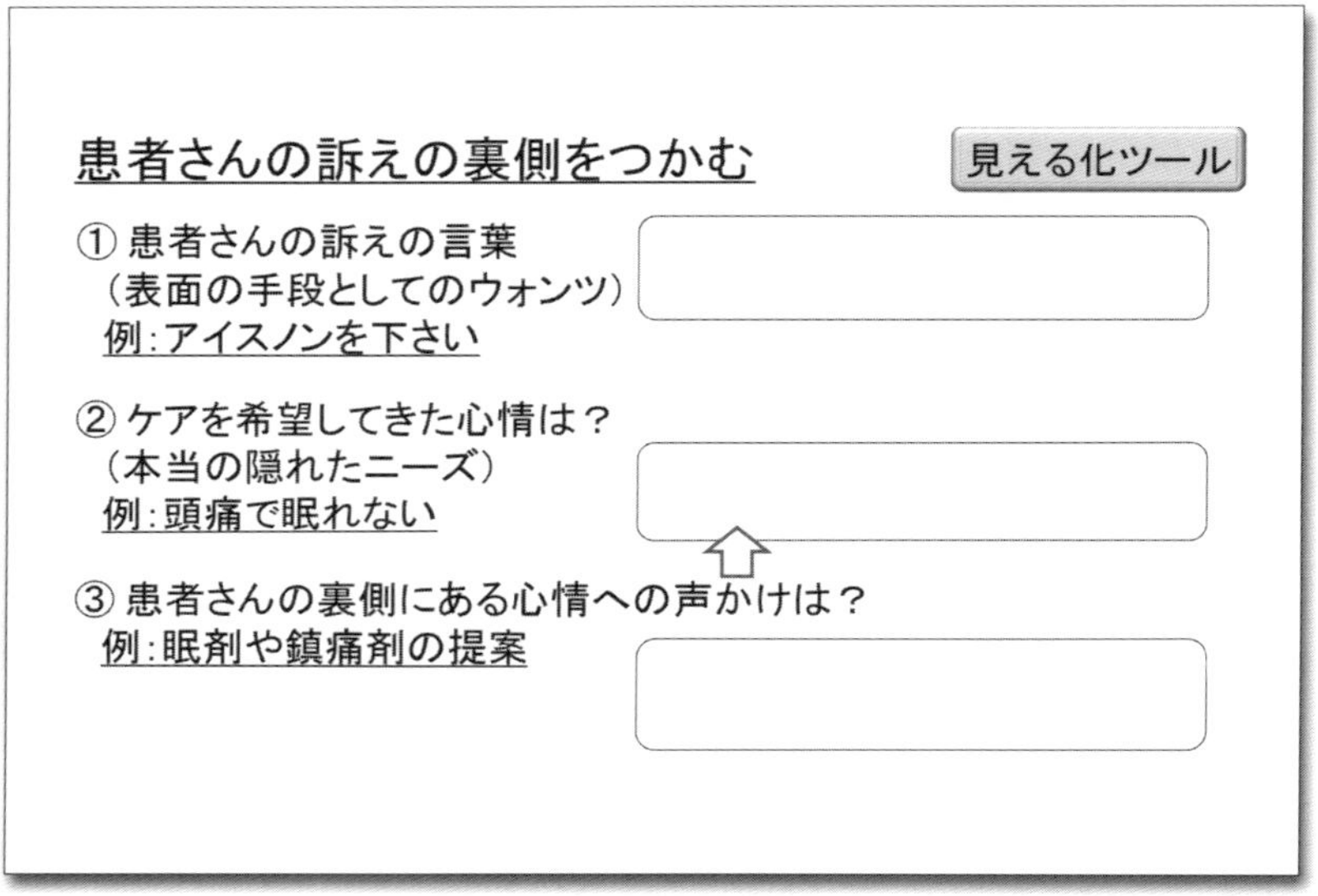
患者さんの訴えの裏側をつかむ
見える化ツール
① 患者さんの訴えの言葉
（表面の手段としてのウォンツ）
例：アイスノンを下さい
② ケアを希望してきた心情は？
（本当の隠れたニーズ）
例：頭痛で眠れない
③ 患者さんの裏側にある心情への声かけは？
例：眠剤や鎮痛剤の提案

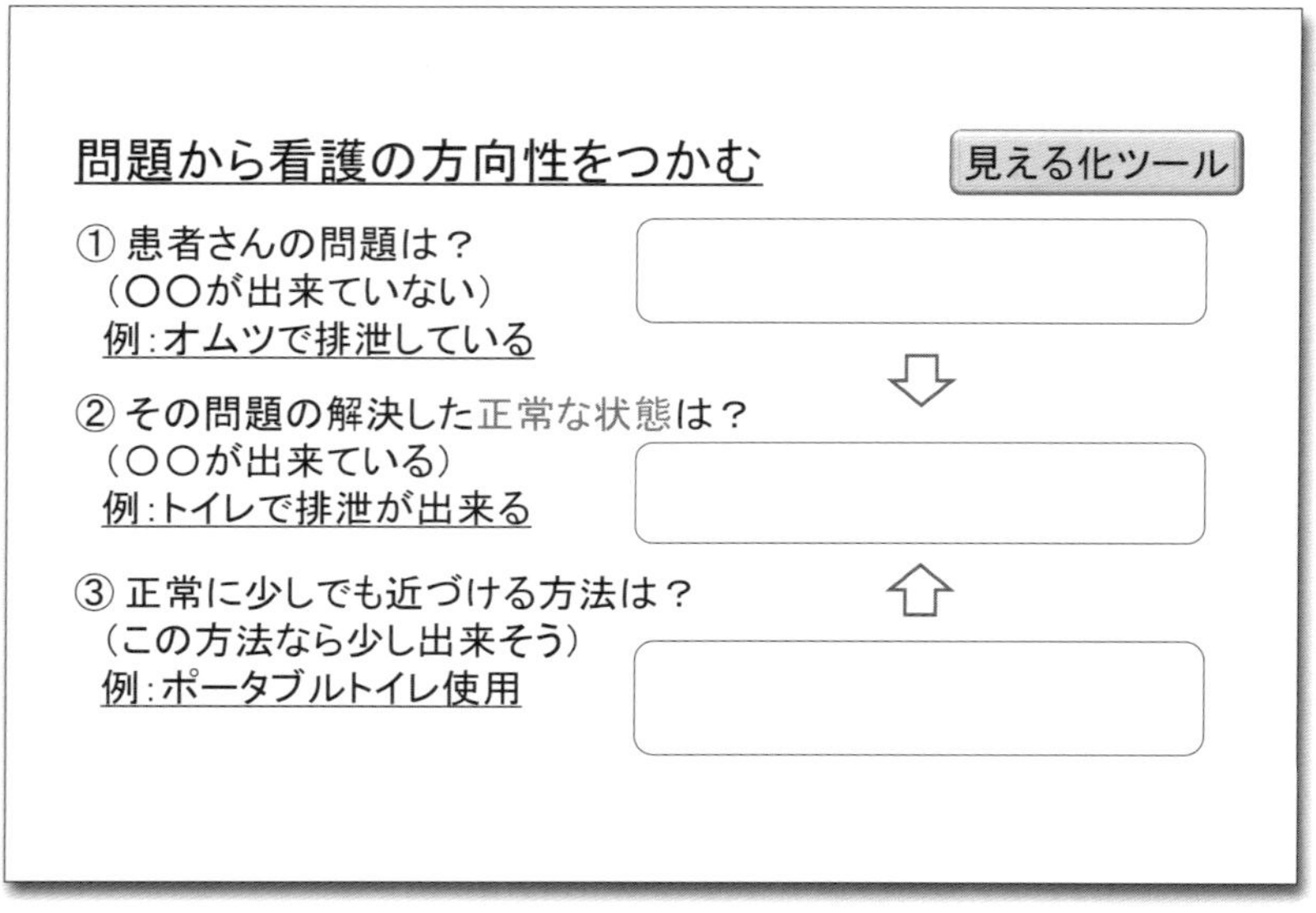
問題から看護の方向性をつかむ
見える化ツール
① 患者さんの問題は？
（〇〇が出来ていない）
例：オムツで排泄している
② その問題の解決した正常な状態は？
（〇〇が出来ている）
例：トイレで排泄が出来る
③ 正常に少しでも近づける方法は？
（この方法なら少し出来そう）
例：ポータブルトイレ使用

先輩によって指導内容が違うとき

見える化ツール

① A先輩の指導の言葉

B先輩の指導の言葉

② 優先されている視点（意図）

⇔

③ その両方の視点がクリアできる丁度いい対策は？

先輩の指導が納得いかないとき

見える化ツール

① 先輩の指導の言葉

② それを実行したときのメリット

それを実行したときのデメリット

⇔

③ 今の精神状態も踏まえて
何%指導を受け止め実行しますか？ ＿＿＿＿＿＿%

先輩から投げかけられる前のイメトレ

見える化ツール

① 明日に控えた看護処置

② 先輩から言われそうな発問

・流れを最初から言ってみて！
・一人で物品準備やってみて！
・もし○○だったらどうする！？

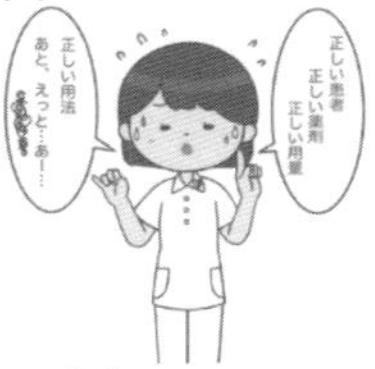

・他には？（不足）
・なぜ？（根拠・原因）
・なら？（その結果）

③ あなたが当日までに準備できた
努力の自己採点は？

＿＿＿＿/100%

看護ケアの質を最大にする

見える化ツール

① 患者さんに行うケアの問題
例：食べさせたいけどむせ込む

① そのケアで患者さんが
得られるもの？損なうものは？
色を変え○で囲んでください

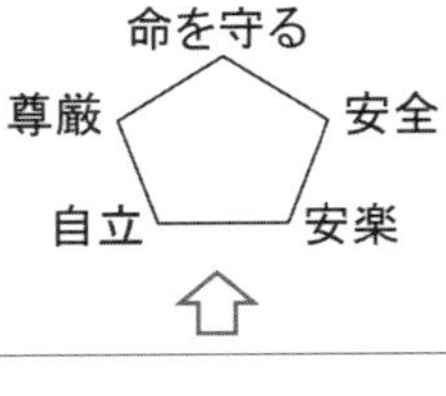

③ 要素を最大にする方法は？
（この方法なら両方取れそう）
例：とろみを付けて食べる

業務の型を分類する

見える化ツール

① 業務の項目

② 8割のスタンダードな方法　　2割のイレギラーな方法

通常　　　　　の場合に

⇨　　変更する点

③ 変更の際の注意点

見える化ツール の使い方です

あなたは仕事が上手くいかないとき「どう考えたらいいのだろう?」「どうすれば上手くいくんだろう?」と一人で悩んだり、判断に迷ったりするかもしれません。

この「見える化ツール」は、上手く結果を出すための〝考え方の順番〟を示したものです。先輩からこんな問いかけがあると助かるだろうなぁと思い、「良かったことは?」など、先輩から問いかけるかたちで作っています。

①から順番に書き込むことで、頭の中が整理され、そばにアドバイスをくれる先輩がいなくても、自分で考える力が身に付くようにしています。

多くの内容は、書籍の中に詳しく書いてあるので、実践のきっかけとして使ってみてください。

このツールに、メモのように〝気軽に書き込む〟ことで、「看護がわかるようになる」「先輩の指導の意味がわかる」「毎日の仕事が成長につながる」、そんなきっかけにしてもらえると嬉しいです。

https://drive.google.com/open?id=16e-LDKfaDsZpNwnNIUuuWSVLqtSv-IHe

【著　者】
原田高志（はらだたかし）
看護師歴19年、脳卒中リハビリテーション看護認定看護師として臨床看護を行いながら、院内外でセミナー講師として活動している。
執筆：『国試完全攻略ガイドライン！/看護師国家試験に絶対合格する27の法則 Kindle版』
新人看護師や看護学生を〝看護に目覚めさせる〟という思いでSNSを通じて〝気づき〟につながる発信を続けている。

【本文・表紙イラスト】
22℃（フリーランスイラストレーター）
ツイッターを中心に作品を発表しています。ちょっとしたワクワクとの出会いを一緒に楽しんでほしいです。

看護師《かんごし》1年目《ねんめ》から身《み》につけたい
一生《いっしょう》を支《ささ》える大切《たいせつ》なスキル
新人看護師《しんじんかんごし》のための目《め》からウロコの43の気《き》づき

発行日　2019年12月25日　　第1版第1刷

著　者　原田《はらだ》　高志《たかし》

発行者　斉藤　和邦
発行所　株式会社　秀和システム
〒135-0016
東京都江東区東陽2-4-2　新宮ビル2F
Tel 03-6264-3105（販売）Fax 03-6264-3094
印刷所　日経印刷株式会社　Printed in Japan

ISBN978-4-7980-5993-8 C3047